┌─────────────┐
│   소아암   │
│ 100문100답 │
└─────────────┘

소아암센터 지음

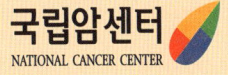

추천사

지난 2000년에 설립한 국립암센터는 우리 국민의 사망 원인 1위인 암(癌)을 전문적으로 연구, 진료, 관리하고 암 환자의 삶의 질을 높여 국민 보건복지 향상에 이바지하고자 설립한 기관입니다.

국립암센터는 암에 대한 연구와 진료는 물론 암에 관한 올바른 정보를 널리 알리기 위하여 국가암정보센터를 운영하는 한편, 지난 10여 년간의 진료 및 연구 결과를 대중화하는 '100문100답' 총서를 발간하고 있습니다.

암 진단을 받는 것은 가장 피하고 싶은 일 중 하나입니다. 죽음에 대한 공포, 통증에 대한 두려움, 길고 어려운 치료 과정에 대한 불안도 그렇지만, 무엇보다도 환자와 그 가족들을 힘들게 하는 것은 암에 대한 무지에서 오는 정신적 고통입니다. 정체를 잘 모르는, 그러나 죽음을 불러올 수 있다는 막연하고 포괄적인 두려움과 고뇌입니다. 그런 가운데 환자 및 그 가족들은 근본적인 질문을 던지게 됩니다. '왜 암에 걸렸을까?', '왜 하필이면 나인가?', '살 수는 있는 건가?', '내 생이 얼마나 남았나?' 좌절과 우울함에 휩싸이면서 의사가 주는 정보와 조언을 잘 받아들이지 못해 치료에 지장을 초래하기도 합니다.

암에 대한 올바른 이해는 치료의 초석이자 첫 단계입니다. '100문100답' 총서는 암 진단을 받은 후에 불가피하게 따라오는 고뇌와 방황의 단계에서 빨리 벗어날 수 있도록 암의 정체와 대응책을 자세히 알려주는 안내서입니다. 진단부터 치료, 완치까지의 모든 과정을 주요 암종별로, 환자들이 실제 물어보는 질문들을 토대로 정리했습니다.

대장암, 유방암, 갑상선암, 뇌종양, 자궁암, 위암, 폐암, 난소암·난관암·복막암, 전립선암, 암예방에 이어 소아암을 펴내면서 '100문100답' 총서가 자리를 잡아가고 있습니다. 이번 '소아암 100문100답'에서는 소아암의 진단과 치료에 대한 설명 외에도 우리나라에서는 아직 걸음마 단계에 있는 소아암 장기 생존자에 관한 이야기, 삶의 질 및 치료 중 생활에 이르기까지 골고루 다루고 있습니다. 소아암 환아들과 그 가족뿐 아니라 일반인들이 읽기에도 좋으리라 생각합니다.

국립암센터 의사들과 이곳에서 치료받은 모든 분이 함께 만들었다고 해도 좋을 이 총서가 암을 극복하는 데 조금이나마 도움이 된다면 더 바랄 게 없겠습니다.

―국립암센터 원장 이진수

책머리에

　국민소득 증가와 교육 수준의 향상 등으로 인해 현대인들의 건강에 대한 관심은 나날이 높아지고 있습니다. 특히 우리 나라 3대 사망원인 중 하나인 암에 대한 관심은 지대합니다. 신문과 TV, 서적 등을 통해 암에 관한 정보를 쉽게 얻을 수 있고, 이는 일반인들의 암에 관한 상식을 넓히는 데 상당한 기여를 하고 있습니다.
　그러나 성인암에 비해 소아암에 관한 정보는 매우 제한적인 실정입니다. 이는 소아암 환자가 국내 전체 암 환자의 약 1%에 불과하다는 것이 중요한 이유이겠습니다. 그러나 지난 30여 년 간 소아암의 치료 성적은 괄목할 만큼 향상되어 소아암 진단을 받고 완치된 장기 생존자의 수가 급증하고 있습니다. 미국의 경우 2000년까지 약 27만 명의 소아암 장기 생존자가 있는 것으로 집계되며 미국 전체 성인 1천 명 중 1명이 소아암 생존자에 해당하고, 그 수는 지속적으로 증가하고 있습니다.
　소아암 장기 생존자의 증가와 함께 이들의 사회적 역할에 대한 관심도 고조되고 있지만 일반인을 대상으로 소아암에 관한 정확하고 신뢰할 만한 정보를 제공하는 책자는 매우 한정되어 있습니다. 이로 인해 소아암 환자의 부모들이 터무니없는 잘못된 정보나 상식, 근거가 부족한 민간요법에 의존하다가 적절한 치료 시기를 놓치는 결과를 초래하기도 합니다. 그런 분들의 상당수가 '성인암에 비해 소아암은 정보를 찾아보려고 해도 찾아 볼 것이 없다.'고 합니다. 실제로 소아암으로 진단받은 환아들의 부모님들과 면담을 하다 보면 소아암에 대한 지식이 너무나 부족하다는 것을 느낍니다. 또한 상당수의 부모님들이 '소아암은 항암치료를 해봤자 듣지 않는다.' '4기 소아암은 치료해봤자 무조건 죽는다.'와 같은 잘못된 정보를 가지고 있습니다. 이러한 상황을 접할 때마다 저희 의료진이 통감하는 것은 '이해하기 쉬운 정확한 정보 전달의 필요성'입니다. 이번 '소아암 100문 100답'은 이러한 배경을 안고 탄생하게 되었습니다.

    이전에도 소아암 환자 및 그 가족들이 참고할 만한 책은 있었으나, 다소 이론에 치우치다 보니 실제 투병 과정에서 직면하는 여러 가지 문제점에 대한 궁금증을 해소하는 데에는 미흡한 측면이 있었습니다. 이러한 점을 해결하기 위해 '소아암 100문100답'은 실제 진료 현장에서 흔히 받는 질문에 대한 답변을 모아 실질적인 도움이 되도록 제공하고자 노력하였습니다. 이 책에서는 각종 소아암종별로 개략적인 소개와 함께 소아암 진단을 위한 검사, 소아암 치료에서 중요한 역할을 하는 조혈모세포이식, 치료 과정에서 흔히 접하는 문제들에 대한 답변, 치료가 끝난 후의 완치자 관리에 이르기까지 소아암 치료의 전반적인 내용들을 모두 담고자 노력하였습니다. 또한 최근 소아암 치료에서 주목을 끄는 양성자 치료에 대한 내용도 수록하였습니다.

소아암은 더 이상 '불치병'이 아닙니다. 어려운 병인 것은 사실이지만 치료를 잘 하면 생존율이 70%에 달하는, '절대로 포기해서는 안 되는 병'입니다. 아무쪼록 소아암 환아들 및 그 가족들이 희망을 잃지 마시길 바라며, 부족하나마 이 책이 환아들의 치료 과정에서 생기는 궁금증이나 막연한 불안감을 해소하여 적극적으로 치료에 임하게 하는 길잡이가 되기를 바랍니다.

— 소아암센터 의료진 일동

소아암 100문100답 • 차례

추천사 2
책머리에 5

소아암이란 무엇인가

01 소아가 걸리는 암과 성인이 걸리는 암은 다른가요? 15
02 소아에게 가장 흔한 암은 무엇이지요? 16
03 청소년기에 흔한 암은 어떤 것인가요? 17
04 무슨 증상이 보이면 암을 의심해야 합니까? 19
05 소아암은 왜 생기며, 안 걸리게 하려면 부모가 어떡해야 하나요? 21
06 소아암은 완치될 수 있습니까? 22
07 어린 나이에 암이 생기면 예후가 더 나쁠 것 같은데요? 24

소아암의 진단과 치료

08 소아암이 의심되면 무슨 검사를 하나요? 25
09 치료는 어떤 것을 받게 됩니까? 26
10 진단 절차가 끝나면 수술은 언제 하지요? 27
11 항암화학요법이란 무엇인가요? 28
12 항암화학요법의 부작용을 알고 싶습니다. 29
13 방사선치료는 어떤 것인가요? 30
14 방사선치료에도 여러 종류가 있다지요? 31
15 양성자치료라는 말은 익숙지가 않은데, 새로운 방법입니까? 33
16 방사선치료도 부작용이 적잖다던데요? 35
17 항암제나 방사선이 아이의 성장과 발달을 저해하지 않을까요? 37

18	아이를 입원시키니 '다기관 임상시험 동의서'에 서명하라는데, 이게 뭐죠?	38

치료 중의 일상생활

19	암에 걸렸다는 사실을 아이에게 알려야 하나요?	41
20	소아암 치료는 시일이 얼마나 걸립니까?	42
21	치료를 받는 동안 계속 입원해 있어야 하나요?	43
22	치료 중에도 학교를 다닐 수 있나요?	43
23	항암치료를 받으면 ANC가 떨어진다는데 그게 무엇인가요?	44
24	항암치료 기간엔 수혈을 자주 받는다던데 부작용이 있어도 받아야 합니까?	45
25	아이가 힘들어해도 좌욕이나 가글을 꼭 시켜야 하나요? 가글·좌욕 제제가 여러 가지던데 어떤 차이가 있지요?	47
26	항암치료 중에 구역, 구토가 심해 잘 먹지 못합니다. 식이 조절을 어떻게 해주나요?	49
27	항암치료나 방사선치료 중에 조심해야 할 음식이 있나요?	52
28	항암치료 기간에 비타민 등의 영양제나 건강보조식품, 보약을 먹여도 됩니까?	53
29	항암치료 중인데 잘 걷지 못하고 팔이나 다리에 마비가 오곤 합니다. 어떡하지요?	54
30	항암치료 중 무슨 증상이 있으면 응급실로 가야 하나요?	56
31	환아의 가족이 감기나 수두 같은 전염성 질환에 걸렸을 때의 대처법은요?	57
32	항암치료 중에 예방접종을 받아도 됩니까?	58
33	치료 중인 아이에게 치과 질환이 생겼을 때는 어떻게 해야 하나요?	59
34	중심정맥관(케모포트, 히크만 카테터)이란 무엇인가요?	59
35	주말마다 박트림이란 약을 먹어야 한다는데 이유가 궁금합니	

다. 61
36 치료 중에 가족여행이나 수학여행을 가도 될까요? 63
37 아이가 치료를 받게 된 후 동생과 형이 많이 힘들어합니다. 도울 방법을 알려주십시오. 63
38 집안 사정상 치료비나 다른 문제들을 감당하기가 어렵다면 지원받을 길이 있나요? 65

소아청소년 백혈병

39 백혈병이란 무엇이며 왜 생기나요? 67
40 백혈병을 의심할 수 있는 증상에는 어떤 것이 있습니까? 68
41 백혈병도 종류가 여러 가지라지요? 69
42 백혈병이 의심되면 어떤 검사를 하게 됩니까? 70
43 백혈병의 치료 과정을 알려주십시오. 72
44 척수 주사는 어떤 경우에 놓는 건가요? 76
45 조혈모세포이식을 꼭 해야 하나요? 76
46 소아 백혈병의 일반적인 예후를 알고 싶습니다. 77
47 백혈병이 재발했다는데, 이번엔 어떻게 치료를 하지요? 78

소아청소년 뇌종양

48 소아 뇌종양에는 어떤 것들이 있습니까? 81
49 뇌종양이라면 모두 악성인가요? 87
50 뇌종양도 몸의 다른 부위로 전이가 되나요? 88
51 뇌종양을 의심할 수 있는 증상은 무엇인가요? 89
52 척수종양은 뇌종양과 어떻게 다르지요? 91
53 뇌종양은 반드시 수술을 해야 하나요? 94
54 어린아이에게도 항암치료를 시행합니까? 95
55 방사선치료가 소아 환자에겐 해롭다던데요? 97
56 모든 뇌종양에서 조혈모세포이식이 필요한 것은 아니죠? 97

| 57 | 뇌종양 치료 후 호르몬제와 항경련제는 왜 복용하나요? 98 |
| 58 | 일반적으로 소아 뇌종양의 예후는 어떤가요? 99 |

소아청소년 림프종

59	림프종이란 어떤 것입니까? 101
60	무슨 증상이 보이면 림프종을 의심할 수 있나요? 103
61	림프종과 백혈병은 무엇이 다른가요? 105
62	림프종의 치료 과정도 다양하다지요? 105
63	치료 방법 중에 '항체치료'라는 게 있다던데요? 107
64	림프종의 예후는 대체로 어떻습니까? 108

소아청소년 고형종양

65	소아 고형종양이란 어떤 것을 말하나요? 111
66	가장 많이 생기는 소아 고형종양은 무엇인가요? 112
67	무슨 증상이 보이면 고형종양을 의심하게 되지요? 113
68	소아 고형종양의 치료 방법을 알려주십시오. 114
69	신경모세포종은 어떤 종양인가요? 115
70	신장에 생기는 윌름스종양은 어떤 것입니까? 120
71	횡문근육종이란 무엇인가요? 124
72	아이가 다리가 아파서 검사를 받았더니 골육종이 의심된다고 들었습니다. 골육종은 어떤 것입니까? 127
73	유잉육종이라는 종양도 뼈에 흔하다지요? 130
74	눈에 생기는 망막모세포종에 대해 설명해주십시오. 133
75	소아의 간종양은 성인의 간암과는 다른가요? 138
76	생식세포종양은 종류가 꽤 많다던데요? 141

조직구 증식증

| 77 | 랑게르한스 조직구 증식증은 몸 어디에든 생긴다지요? 145 |

78 혈구탐식성 조직구 증식증이 더 무섭다던데 맞나요? 149

■ 조혈모세포이식

79 조혈모세포이식은 골수이식과 다른 것입니까? 153
80 자가 조혈모세포이식과 동종 조혈모세포이식은 어떻게 다른가요? 154
81 제대혈이식에 대해 좀 더 알고 싶습니다. 156
82 조혈모세포를 이식하는 과정이 궁금합니다. 157
83 형제간에는 항상 조직적합성항원(인간백혈구항원)이 일치하나요? 또 간이식이나 신장이식에서처럼 부모의 골수나 조혈모세포를 이식할 수는 없나요? 162
84 동종 조혈모세포이식을 하면 평생 면역억제제를 먹어야 하나요? 163
85 이식편대숙주병은 거부반응과 뭐가 다르지요? 164
86 조혈모세포이식의 부작용에 대해 설명해주십시오. 165
87 조혈모세포이식의 성공률을 알고 싶습니다. 169
88 이식 전후에는 한동안 무균실에서 생활해야 한다죠? 170

■ 치료 종결 후의 생활과 후기 합병증 관리

89 치료가 끝난 뒤 얼마나 더 병원에 다녀야 하나요? 171
90 몸에 삽입한 포트나 히크만 카테터는 언제 제거합니까? 172
91 변색된 피부나 빠진 머리가 금방 되살아날까요? 172
92 항암치료 종료 후 얼마나 지나야 예방접종을 받을 수 있지요? 173
93 어렸을 때 암 치료를 받으면 성장과 발달이 저해되진 않을까요? 174
94 아이가 또래들과 달리 생리나 변성 같은 사춘기 징후를 보이지 않아서 걱정입니다. 175
95 어렸을 때의 암 치료가 나중에 아이를 갖는 데 지장을 주진 않나요?

		176
96		치료 후 피해야 할 음식, 해야 할 운동 등을 알려주세요. 건강식품은 괜찮은가요? 178
97		복학한 아이가 학교생활을 힘들어하는데 어떡하지요? 179
98		항암치료나 방사선치료는 장기적인 부작용이나 후유증이 많다면서요? 180
99		암 환자들은 누구나 2차암 걱정을 하던데, 어떤 건가요? 182
100		치료가 끝난 아이들을 위한 프로그램은 없나요? 장기추적클리닉에선 무엇을 하나요? 184

■ 부록
소아암 관련 주요 사이트들 185

■ 지은이 소개

소아암이란 무엇인가

01. 소아가 걸리는 암과 성인이 걸리는 암은 다른가요?

우리나라 성인들은 인구 10만 명당 361.9명에서 암이 발생하며, 가장 많이 걸리는 암은 위암, 갑상샘암(갑상선암), 대장암 순입니다. 또한 성별에 따라 암의 종류와 발생률에 차이를 보입니다. 2009년도 중앙암등록본부 자료에 의하면 성인 남자는 위암, 대장암, 폐암, 간암 순으로, 여자는 갑상샘암, 유방암, 위암, 대장암 순으로 많이 발생합니다.

그러나 소아청소년암의 경우, 인구 10만 명당 약 14명의 빈도로 발생해 성인암보다 발생 건수가 훨씬 적습니다. 현재 국내에서는 매년 18세 미만의 소아청소년 1,700명 정도가 암으로 진단받고 있습니다. 발생하는 암의 종류는 성별에 관계없이 급성백혈병이 가장 흔하고, 그다음은 뇌종양, 림프종 순입니다.

소아청소년암과 성인암은 이러한 역학적 차이 외에 생존율에서도 차이를 보입니다. 2005년부터 2009년까지의 통계에서 성인암의 5년 생존율은 62.2%였으나, 같은 기간 소아암의 5년 생존율은 71.9%로 성인암보다 예후(豫後, 병세의 전망 혹은 병이 나은 뒤의 경과)가 훨씬 좋습니다. 이는 성인보다 소아가 항암화학요법을 비교적 잘 견뎌 치료 반응이 좋기 때문으로 생각됩니다. 이처럼 소아청소년암은 치료 후 생존 기간이 훨씬 긴 만큼, 치료 목적을 생존 기간의 연장이 아니라 완치로 잡아야 합니다. 또한 같은 이름의 암이라도 소아와 성인은 임상적, 생물학적으로 차이가 많으므로 치료법에도 다른 점이 있을 수 있습니다. 그러므로 소아 연령에 발생하는 암은 종류와 상관없이 반드시 소아청소년과의 혈액종양 전문의와 상담하는 것이 중요합니다.

02. 소아에게 가장 흔한 암은 무엇이지요?

소아에게 가장 흔한 암은 백혈병입니다. 소아암 환아(患兒) 3명 중 1명은 백혈병으로 진단되며, 그중에서도 급성림프모구백혈병이 가장 많습니다. 둘째로 많은 암은 뇌와 척수종양을 포함한 중추신경계 종양으로 전체의 18%를, 셋째는 림프종으로 10%를 차지합니다. 그 외에 신경모세포종, 뼈 및 연부조직에 생기는 육종, 생식세포종양, 윌름스종양(Wilms' tumor), 망막모세포종 등이 소아에게 생기는 대표적인 암입니다(이하 여러 병명에 들어가는 '모세포〔母細

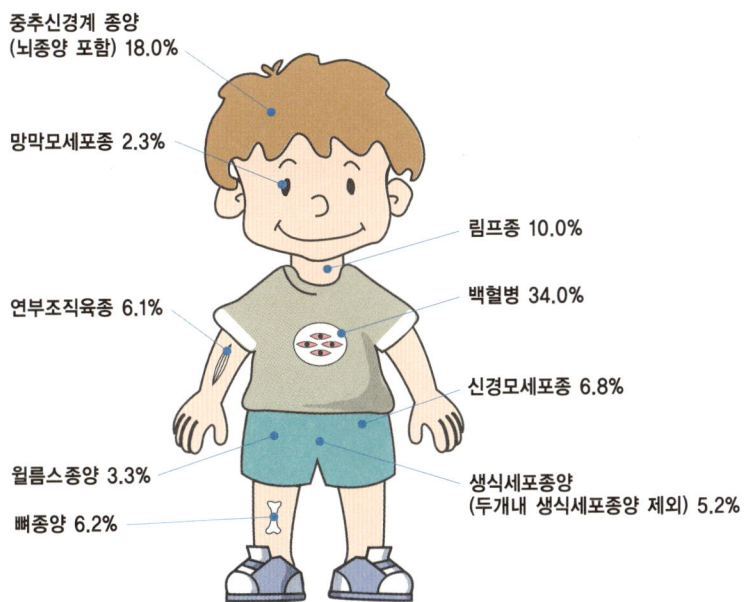

〈그림〉 소아 연령에서 발생하는 암의 종류와 비율

胞〕'는 '아세포〔芽細胞〕'라고 부르기도 한다. '모구〔母球〕/아구〔芽球〕'도 마찬가지다. 그러나 모세포, 모구가 바른 표현이다).

03. 청소년기에 흔한 암은 어떤 것인가요?

청소년은 건강하기 때문에 암에 걸리지 않는다고 생각하기 쉽습니다. 이는 청소년 자신들도 마찬가지여서, 몸에 이상 징후가 있어도 대수롭게 여기지 않아 부모에게 말하지 않고 병원을 찾지도 않

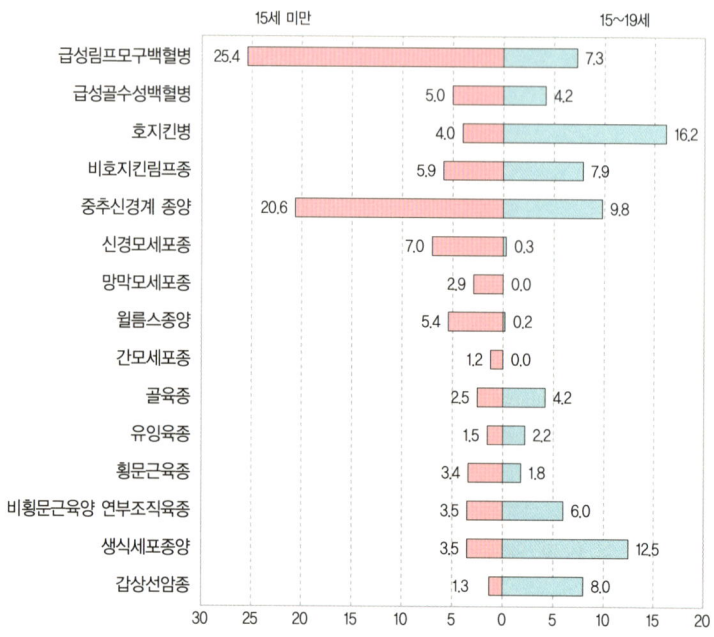

〈그림〉 15세 미만과 15~19세에 잘 발생하는 암 종류의 차이.
각 숫자는 해당 연령에서의 %를 의미한다.
(출처: 미국 국립암연구소(NCI)자료)

아서 진단이 늦어지는 경우가 종종 있습니다. 0세부터 19세까지의 소아청소년을 연령별로 0~4세, 5~9세, 10~14세, 15~19세로 나누어 보았을 때 암에 가장 많이 걸리는 연령대는 0~4세이고, 그 다음은 15~19세의 청소년기입니다. 청소년기에 잘 생기는 암은 그보다 어린 소아 연령에서 발생하는 암의 종류와 범주면에서 크게 다르지 않으나(이 때문에 소아암과 청소년암을 함께 묶어서 소아청소년암이라고 부른다), 이 시기는 성장이 활발히 일어나는 때이므로 골육종, 유잉육종 등 뼈와 연부조직에 생기는 육종, 그리고 림프종이나 갑상선암의 빈도가 어린 소아나 다른 연령대에 비해 높은 편입니다.

04. 무슨 증상이 보이면 암을 의심해야 합니까?

소아암의 증상은 원인에 따라 다음의 세 종류로 나눌 수 있습니다. 첫째는 종양 덩어리가 신체 일부나 기관을 압박하여 일어나는 증상, 둘째는 종양과 직접 관련된 증상, 셋째는 종양과 관련되지만 비특이적인(즉 종양일 경우에만 나타나는 것은 아닌) 증상입니다.

몸에서 덩어리가 만져질 때, 위치나 모양만으로는 양성인지 악성(암)인지를 구별하기가 어렵습니다. 대표적인 양성질환으로는 혈관종, 림프관종, 사경(斜頸, 근육 이상 등으로 목이 기울어져 있는 상태), 염증성 림프절염(림프샘염) 등이 있습니다. 악성종양을 감별하기 위해 조직검사를 비롯한 정밀 검사를 시행해야 하는 경우가 많습니다.

종양과 직접 관련된 증상은 다음과 같습니다.

백혈병의 경우 창백함, 피로, 출혈성 자반(紫斑, '자색반' 이라고도 하며 피부 밑 조직 내의 출혈 등으로 인해 피부에 자주색의 멍이 드는 현상), 코피 등의 증상이 있고, 윌름스종양이나 방광에 생긴 횡문근(橫紋筋)육종의 증상으로는 혈뇨가 있으며, 뼈에 생긴 골육종이나 유잉육종의 증상으로는 뼈의 통증, 관절통 등이 있습니다. 뇌종양이면 물을 많이 마시고, 묽은 소변을 자주 보는 요붕증(尿崩症, 소변의 농축

증상 및 증세	감별을 요하는 질환	종양
뼈의 통증, 관절통, 다리 절음	골수염, 류마티스관절염, 손상	백혈병, 골육종, 유잉육종, 신경모세포종
불명열, 체중감소, 야간 발한	결체조직질환, 만성염	악성림프종
통증 없는 림프절 종대	엡스타인-바 바이러스, 거대세포 바이러스 감염	백혈병, 악성림프종
피부병변	농양, 손상	조직구증식증, 신경모세포종, 백혈병, 흑색종
복부 종괴	변비, 신낭종, 늘어난 방광	윌름스종양, 신경모세포종, 간모세포종
고혈압	신혈관고혈압, 신염	신경모세포종, 갈색세포종, 윌름스종양
설사	염증성 소화기질환	신경모세포종, 신경절신경종
연부조직 종괴	농양	유잉육종, 골육종, 신경모세포종, 횡문근육종
질 출혈	이물질, 응고장애	배모세포종, 횡문근육종
아침에 심한 두통과 구토	편두통, 축농증	뇌종양
귀에서의 만성적인 배농	중이염	횡문근육종, 조직구증식증
전종격동 종괴	결핵, 림프절 비대	악성림프종, 흉선종, 기형종
후종격동 종괴	식도 관련 질환	신경모세포종
범혈구감소증	감염, 재생불량성 빈혈	백혈병
창백함과 피로	철결핍 빈혈, 출혈	백혈병, 악성림프종, 신경모세포종
출혈성 자반 및 점출혈	혈액응고 이상, 혈소판 이상	백혈병, 신경모세포종
눈동자의 흰점	백내장, 녹내장	망막모세포종
눈주위 출혈	손상	신경모세포종, 백혈병
안구돌출	그레이브스병	조직구증식증, 신경모세포종, 백혈병

〈표〉 증상에 따라 의심해야 할 소아암 및 이와 감별이 필요한 질환들

기능이 손상되어 비정상적으로 소변이 많이 나오는 상태)이 생기거나 아침에 심한 경향이 있는 두통과 구토 등의 증상이 있고, 망막모세포종은 눈동자의 흰 점 등이 대표적인 증상입니다. 그 외에도 종양의 발생 위치에 따라 국소 림프절이 커지거나 복부가 팽만하는 등의 증상이 나타날 수 있으며, 폐 근처나 종격동(縱隔洞, 심장과 폐, 흉벽으로 둘러싸인 가슴 속 공간)에서 빠르게 자라는 종양이 기관지나 기도를 압박할 경우엔 호흡곤란이나 빈호흡(頻呼吸, 호흡 수가 현저히 많은 상태) 등의 증상이 생길 수 있습니다.

종양과 관련되어 있지만 비특이적인 증상으로는 체중감소, 설

사, 열, 성장장애 등이 있습니다.

05. 소아암은 왜 생기며, 안 걸리게 하려면 부모가 어떡해야 하나요?

왜 소아암이 생기는지에 대해서는 아직 뚜렷한 결론이 나오지 않았습니다. 부모들은 자녀가 암에 걸리면 자신이 무언가 잘못한 것은 아닌가 하고 죄책감을 느낍니다. 그러나 소아암이 식생활이나 부모의 양육법 등에 영향을 받는다는 연구 결과는 없습니다. 현재까지 밝혀진 바로는 유전적 요인, 면역결핍 상태, 염색체 복구체계의 이상과 관련된 질환 및 일부 환경적 요인 등이 소아암 발생에 관여한다고 합니다.

먼저 유전적인 요인을 보면, 환아 자신이 가지고 있는 원형 유전자가 종양 유전자로 활성화되거나 종양억제 유전자가 파괴되어 암이 발생하는 경우가 많습니다. 대표적인 예로 일부 백혈병, 교모세포종을 들 수 있습니다. 일반적으로 소아암의 경우 부모에게서 자식으로, 직접 유전되는 경우는 매우 드뭅니다. 가족력이 종종 발견되는 종양도 있기는 한데, 예컨대 망막모세포종, 성인의 경우 유방암, 대장암, 난소암 등이 그렇습니다. 또 일부 면역결핍 질환이나 염색체 파손 질환을 지닌 환아에게 소아암이 생기는 경우도 있습니다. 대표적인 예로는 중증복합면역결핍증을 가진 환아에게 악성림프종이나 백혈병이 잘 생긴다거나, 판코니(Fanconi) 빈혈이라는 질환이 있는 환아에게 백혈병이 잘 생기는 것 등이 있습니다(판코니 빈혈이란 출생 시부터 아동기까지 나타나는 희귀한 유전질환으로 키가 작고 손가락 모양이나 피부 등이 이상한 것 등과 함께 선천성 골수 부전으로 인해 적혈구, 백혈구, 혈소판을 포함한 모든 혈액 요소들의 생성이 부족한 질환).

소아암의 경우는 성인암에 비해 간접 또는 직접 흡연이나 자외선 노출 등 일반적 환경 요인의 영향이 비교적 적은 것으로 알려졌습니다. 영향을 미치는 환경 요인 중에는 종양을 일으키는 바이러스(엡스타인-바 바이러스, B형 및 C형 간염 바이러스, 인유두종 바이러스 등)의 감염, 일정량 이상 방사선에의 노출, 아이 어머니의 임신 중 발암물질(합성 에스트로겐 호르몬인 디에틸스틸베스트롤 등) 노출 따위가 있습니다.

06. 소아암은 완치될 수 있습니까?

앞에서도 언급했듯이 2005년부터 2009년까지의 통계에서 소아암의 5년 생존율은 71.9%로 보고되었고, 이 비율은 점차 향상되는 추세입니다. 미국의 경우는 1995년부터 2000년까지 5년 생존율이 80.1%로 보고된 바 있습니다. 1996년에서 2003년까지의 외국 통계를 보면 치료 성적이 좋은 급성림프모구백혈병의 경우 5년 생존율이 87%, 호지킨병은 95%에까지 이르렀습니다. 물론 모든 소아암의 생존율이 같지는 않습니다. 같은 백혈병이라도 종류나 염색체 이상에 따라 생존율이 달라질 수 있으며, 같은 골육종이더라도

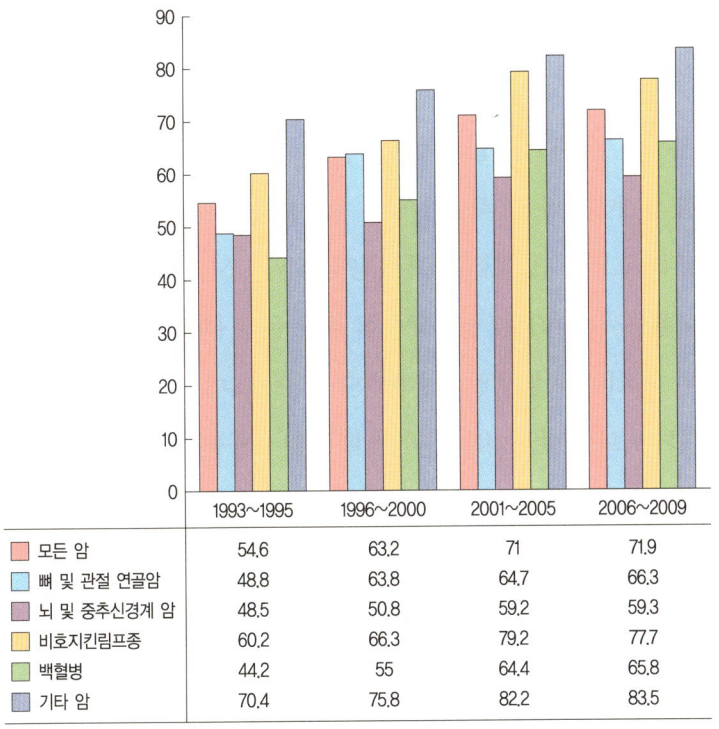

〈그림〉 최근 20년간 소아암의 종류별, 시기별 생존율 추이
(출처: 2011 국가암등록사업 연례보고서)

진단 당시의 병기와 치료에 대한 반응에 따라 생존율은 달라집니다. 그러나 일반적으로 소아청소년암의 생존율은 매우 높을 뿐 아니라 지속적으로 향상되고 있습니다. 따라서 소아청소년의 암 치료 목표는 생명을 좀 더 연장하는 것이 아니라 '완치'이며, 그만큼 환자 본인과 가족들의 치료 의지가 중요합니다.

07. 어린 나이에 암이 생기면 예후가 더 나쁠 것 같은데요?

소아나 청소년의 경우는 발생하는 암의 종류 자체가 다를 뿐 아니라 성인보다 항암화학요법에 잘 견디고 반응도 좋기 때문에 성인 암에 비해 치료 성적과 전반적인 예후가 모두 좋습니다. 진행된 병기에서도 우수한 치료 성적을 보이는 소아청소년암이 적지 않습니다. 그러니 환자나 보호자 입장에서 상황이 어려워 보이는 경우에도 전문의와 계속 상의하면서 치료하면 완치될 가능성이 아주 높다는 점을 기억해야 합니다.

소아암의 진단과 치료

08. 소아암이 의심되면 무슨 검사를 하나요?

아이가 소아암으로 의심되거나 진단되었을 때, 부모는 불안한 마음으로 수술이나 약물치료를 빨리 해달라고 요구하는 경우가 많습니다. 그렇지만 치료를 시작하려면 먼저 충분한 검사를 통해 정확한 진단을 내리고 병기를 확인하는 일이 필수적입니다.

소아암이 의심되어 입원하게 되면 암이 발생한 부위의 조직검사와 퍼진 정도(전이 여부)를 확인하는 검사를 받게 됩니다. 혈액암으로 의심되는 경우에는 혈액검사, 골수검사, 뇌척수액검사를 기본으로 하게 되며, 암 덩어리를 형성하는 고형종양이 의심되는 경우에는 조직검사, 영상의학검사(초음파검사, CT, MRI 등), 핵의학검사(뼈스캔, PET검사, MIBG검사 등)를 기본적으로 시행하고 필요시에 골수검사와 뇌척수액검사를 하게 됩니다.

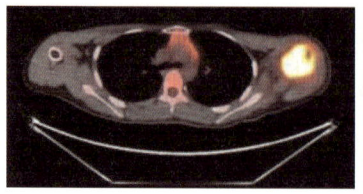 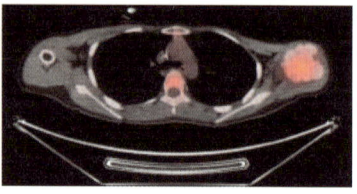

〈그림〉 골종양으로 진단된 환아의 치료 받기 전(좌측)과 2회의 항암화학치료를 시행한 후(우측)의 PET(양전자방출단층촬영)검사 소견. 종양 부위의 밝은 정도가 현저히 감소한 것을 볼 수 있는데 이는 항암치료로 많은 종양세포가 사멸했음을 의미한다.

검사 결과가 나오면 종양의 단계(병기)를 결정하고 그에 따라 구체적인 치료 계획을 세우게 됩니다. 또 진단을 위한 검사 이외에도 치료 전 몸의 상태를 정확히 알기 위해 소변검사, 신장기능검사, 심장초음파검사 등을 시행합니다.

09. 치료는 어떤 것을 받게 됩니까?

성인의 경우처럼 소아의 악성종양 치료도 크게 수술과 항암화학요법, 방사선치료로 나뉩니다. 종양의 종류에 따라 이 세 가지를 모두 시행하기도 하고 일부만 하기도 합니다.

수술적 치료의 경우, 소아암은 가능한 한 완전절제술을 시행하는 것이 최선입니다. 완전절제가 불가능할 때는 조직검사만 먼저 해서 진단을 확실히 한 후 항암화학요법이나 방사선치료를 통해 종양의 크기를 줄인 뒤에 수술을 하는 방법도 있습니다. 항암화학요법은 흔히 우리가 '항암치료'라고 부르는 약물치료법입니다. 종양의 종류와 약제에 따라 다양한 방법으로 시행하는데, 주사로 맞는 경우가 대부분이지만 경구약(먹는 약)을 쓰기도 하고, 주사제와 경구약을 동시에 투여하는 수도 있습니다.

방사선치료는 종양에 따라 시행 여부를 결정하며, 같은 종양이라도 발생 부위나 환아의 나이, 종양의 병기에 따라 치료 범위나 종류가 달라질 수 있습니다.

결론적으로 소아암의 치료는 종양의 종류와 병기, 환아 개개인의 상태에 따라 다양한 방법으로 시행된다고 하겠습니다.

10. 진단 절차가 끝나면 수술은 언제 하지요?

암을 완전하게 제거할 수 있는 최선의 방법 중 하나가 외과적인 제거, 즉 수술입니다. 수술은 고형암(뇌종양, 신경모세포종, 육종 등)을 제거하는 방법이므로 혈액암은 수술의 대상이 아닙니다. 단순히 눈에 보이는 종양만 제거한다고 완치가 되는 것은 아니고, 종양 주변의 정상 조직 일부를 함께 절제해야 수술이 확실하게 되었다고 할 수 있습니다.

또한 암의 종류에 따라 수술만으로는 치료가 되지 않는 경우가 적잖으므로, 수술 전후의 약물치료나 방사선치료도 매우 중요합니다. 소아암 환아들은 완치 후 수십 년을 더 살아야 하기 때문에 수술 과정에서 몸에 기능적 이상이 생기지 않도록 하는 것이 중요합니다. 이를 위해 종양 수술을 담당하는 외과, 정형외과, 신경외과 전문의들과 소아 혈액종양 전문의, 방사선종양학 전문의 간의 긴밀한 협진이 중요합니다.

  종양이 너무 크거나, 정상 조직과 종양이 아주 밀접하게 붙어 있거나, 암이 신체의 여러 부위에 퍼져 있으면 우선 조직검사를 해서 진단을 내린 후 항암화학요법부터 시행하는 경우도 있습니다. 이를 수술 전 항암화학요법이라 하는데, 이를 통해 종양의 크기를 최대한 줄인 후 수술을 하게 됩니다. 이 경우 병리학자는 수술로 제거한 종양 덩어리를 분석해 항암화학요법으로 얼마나 많은 종양세포가 죽었는지를 판단합니다. 수술 전 항암화학요법이나 방사선치료로 종양의 크기가 얼마나 줄었으며 암세포가 얼마나 죽었는지가 예후와 관련되어 있기 때문입니다.

11. 항암화학요법이란 무엇인가요?

  항암화학요법이란 약물을 사용해 암을 치료하는 방법을 말하며, 이때 사용되는 약물을 항암제라고 합니다. 사용하는 항암제는 암의 종류에 따라 다릅니다. 정맥주사로 주입하는 경우가 가장 많으며, 척수강(脊髓腔) 내 주사나 근육주사로 주입하기도 하고, 먹는 경우도 있습니다. 한 가지 약제만 쓰다 보면 종양 내 일부 암세포에 그 약에 대한 내성이 생길 수 있기 때문에 여러 가지 항암제를 복합해 사용하면 내성을 피해 더 효과적으로 치료할 수 있습니다.

  대부분의 항암제는 세포분열 과정을 방해함으로써 암세포를 죽입니다. 암세포는 비정상적으로 자라기 때문에 정상 세포보다 항암제의 작용에 더 예민하게 반응하는 성질을 이용하는 것입니다. 하지만 항암제는 정상 세포에도 해를 끼칠 수 있습니다. 약제마다 잘 알려진 부작용들이 있으며 대부분 치료를 시작하기 전에 이에 대한 설명을 듣게 됩니다. 부작용을 미리 알고 증상이 있으면 바로 대응을 하여 다음번 항암치료가 늦어지지 않도록 유의해야 합니다.

12. 항암화학요법의 부작용을 알고 싶습니다.

일반적인 부작용으로는 구역(욕지기, 메스꺼움, 오심), 구토, 탈모, 점막의 염증, 간기능 이상, 알레르기 반응, 약제가 혈관 밖으로 새어 일어난 피부의 괴사 등입니다. 또한 항암제의 종류에 따라 심장이나 방광, 말초신경 등 특정 장기에 부작용을 일으키는 경우도 있습니다.

항암화학요법의 대표적인 부작용을 장기별로 나누어 보면 아래와 같습니다. 하지만 하나의 항암제가 이 모든 부작용을 일으키는 것은 아니며, 같은 약제를 사용하더라도 용량이나 환아 상태에 따라 부작용의 정도가 다르게 나타날 수 있습니다. 또한 이런 증상들이 안 보인다고 해서 항암제의 효과가 없는 것은 아닙니다. 환아나 보호자는 항상 어떤 약제를 투여받고 있으며, 그 부작용에는 어떤 것이 있는지를 알고 있어야 합니다. 항암치료를 시작하기 전에 이러한 부작용들과 대응 조치에 관한 교육을 받게 됩니다.

- 위장관계: 오심, 구토, 복통, 변비, 설사, 장운동 마비, 장출혈, 췌장염
- 구강: 발진, 궤양
- 피부: 발진, 궤양, 탈모
- 심혈관계: 고혈압, 심부전증, 쇼크
- 호흡기: 폐섬유증
- 간: 황달, 간기능 변화
- 비뇨기계: 혈뇨, 신부전증, 신세뇨관 병증
- 신경: 얼굴근육 마비, 사지 마비, 사지 신경통, 하악통, 전신 경련, 말초신경 병증
- 조혈계: 빈혈, 백혈구 감소, 혈소판 감소
- 전신: 쇠약감, 식욕 감소, 발열, 식욕 증가, 부종, 당뇨병, 감염, 패혈증
- 생식계: 불임
- 기타: 2차암의 발생

13. 방사선치료는 어떤 것인가요?

방사선치료는 높은 에너지의 방사선을 이용해 암세포를 없애는 치료입니다. 방사선에는 높은 에너지를 가진 것(전리방사선, 즉 물질

을 통과할 때 이온화를 일으키는 방사선)과 낮은 에너지를 가진 것이 있습니다. 낮은 에너지의 방사선은 흉부 검진이나 뼈를 다쳤을 때의 영상 촬영에 주로 이용됩니다. 한편 높은 에너지의 방사선을 이용하면 피부에는 영향을 주지 않으면서 우리 몸 깊은 부위의 종양을 치료할 수 있습니다. 높은 에너지로 우리 몸속에서 암세포를 죽이거나 더 이상 암세포가 분열하지 못하게 할 수 있기 때문입니다.

방사선이 암세포가 있는 부위에 들어간다고 해서 금방 암이 없어지는 것은 아니고 방사선치료 후에 서서히 없어지게 됩니다. 따라서 방사선치료가 끝나고 몇 달이 지난 뒤 CT(computed tomography, 전산화단층촬영)나 MRI(magnetic resonance imaging, 자기공명영상) 같은 검사를 통해 치료 효과를 평가하게 됩니다.

14. 방사선치료에도 여러 종류가 있다지요?

현재 널리 쓰이고 있는 방사선치료기는 선형가속기(LINAC)을 이용한 것으로, 방사선을 한 방향에서만 조사(照射), 즉 쏘는 게 아니라 환자 주위를 일정한 궤도(arc)를 따라 돌며 쏘기 때문에 방사선의 분포가 좀 더 입체적인 모양을 띠게 됩니다. 하지만 방사선을 종양 부위에만 정밀하게 준다 해도 빛의 성질 때문에 초점 주위로 번지는 현상(scattering)이 생기므로, 종양이 크거나 경계가 불분명한 경우에는 주변 조직에도 방사선이 영향을 미칠 수 있습니다. 이러한 단점을 보완한 치료법으로 정위방사선치료(stereotactic radiotherapy), 토모치료(tomotherapy), 세기조절방사선치료(IMRT, intensity-modulated radiation therapy), 분할정위방사선치료(FSRT, fractionated stereotactic radiotherapy), 양성자치료(proton therapy) 등이 있습니다.

정위방사선치료란 흔히 '감마나이프'나 '사이버나이프'라는 이름으로 알려진 치료 방법으로서, 종양의 위치를 3차원으로 파악할 수 있는 정위 장치를 이용하여 대량의 방사선을 여러 방향에서 집중적으로 정확하게 종양에 조사하는 것입니다. 흔히 '방사선 수술'이라고 하지만 엄밀한 의미의 수술은 아니고, 다른 방사선치료와 달리 수술처럼 하루에 치료하기 때문에 붙은 별명입니다.

세기조절방사선치료나 분할정위방사선치료는 모두 정위방사선치료의 단점을 보완한 것으로, 컴퓨터를 이용하여 방사선 조사면(面)의 형태와 조사 시간을 계획된 수십 가지의 조건으로 변화시키면서 방사선량을 자유롭게 조절하여 종양에만 집중적으로 방사선을 쏠 수 있는 최첨단 치료 방법입니다. 그리고 토모치료는 이러한 세기조절방사선치료기를 전산화단층촬영기(CT)와 결합해서 매회 치료 시 정확한 부위에 세기조절방사선치료가 가능하도록 한 것입니다.

이러한 치료 방법들 중 어느 하나가 특별히 우수하다고 할 수는 없으며, 종양의 위치, 환자의 상태나 연령, 과거의 치료력(歷) 등을 고려하여 방사선종양학과 전문의가 가장 적절한 치료 지침을 정하게 됩니다. 방사선치료 기법의 발달 덕에 최근에는 정상 조직에

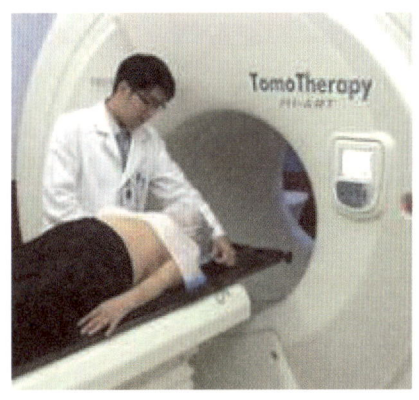 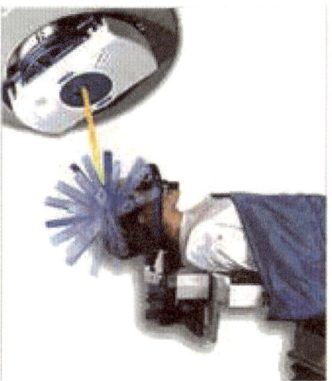

〈그림〉 국립암센터의 토모치료기(좌)와 정위방사선치료기(우)

는 방사선의 영향을 최소화하면서 종양 부위에 보다 많은 에너지를 주어 치료 강도를 높이는 것이 가능해지고 있습니다. 방사선치료 기법은 앞으로도 계속 발전할 것입니다.

15. 양성자치료라는 말은 익숙지가 않은데, 새로운 방법입니까?

국립암센터에는 국내 유일의 양성자치료기가 있습니다. 흔히 '꿈의 방사선치료'라 불리는 양성자치료는 대표적인 입자방사선 치료법으로서, 다른 방법들과는 달리 조사하는 빔(beam)이 전자기파가 아니라 양성자(proton) 입자라는 점이 특징입니다. 지금까지 많이 사용해온 X선은 통과 경로에 있는 모든 조직에 영향을 주어 정상 조직까지 손상하는 부작용이 있었습니다. 하지만 양성자 빔은 X선과 달리 인체에 조사했을 때 일정한 깊이에서 단번에 에너

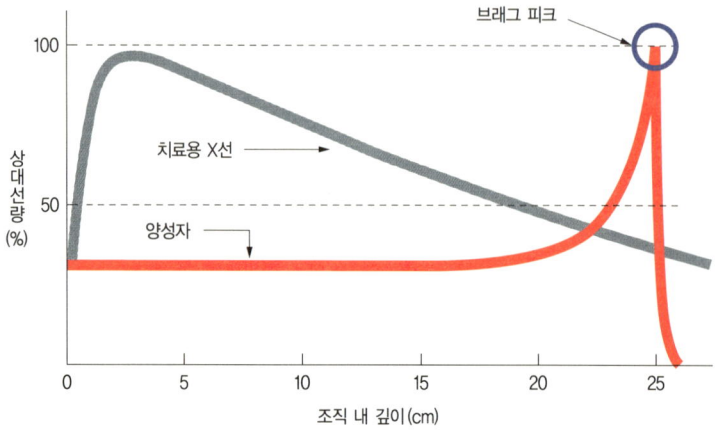

〈그림〉 양성자와 치료용 X선의 에너지 전달의 차이를 보여주는 그림. 양성자는 '브래그 피크'라는 특징적인 에너지 최고점이 있으며 이 때문에 치료용 X선과 달리 종양 주변에만 집중적으로 에너지를 줄 수 있다는 장점이 있다.

지를 방출하고 사라집니다. 이처럼 에너지가 집중적으로 발산되는 지점을 '브래그 피크(Bragg peak)'라고 합니다. 이것은 양성자 빔에만 나타나는 독특한 현상인데, 이 같은 특성을 이용해 종양 부위에만 선택적으로 고에너지를 투과시킬 수 있으므로 종양의 앞과 뒤에 있는 정상 조직은 방사선의 피해를 보지 않게 됩니다. 특히 성장과 발달 및 인지기능에 매우 중요한 역할을 하는 시신경, 뇌하수체, 시상하부, 내이(속귀) 등이 불필요하게 쐬는 방사선량을 획기적으로 줄일 수 있어 소아와 청소년의 치료에 더없이 좋은 방법이라 하겠습니다.

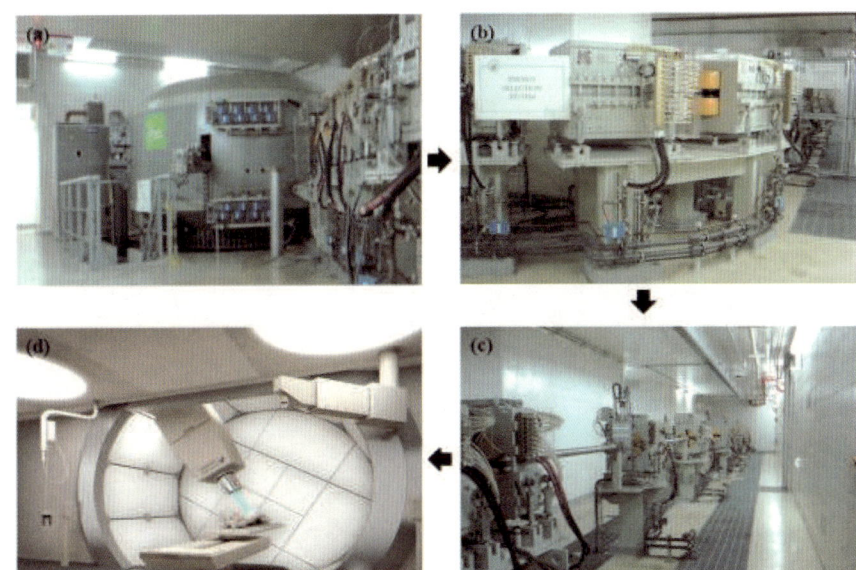

〈그림〉 양성자치료의 개괄적 모식도. 사이클로트론(a)에서 가속된 양성자는 에너지 선택 시스템(b)을 통과한 후 빔을 전송하는 시스템(c)을 거쳐 실제 환자를 치료하는 치료실(d)까지 도달하게 된다.

16. 방사선치료도 부작용이 적잖다던데요?

방사선은 암세포뿐 아니라 인접한 정상 세포에도 영향을 주는데, 방사선을 받은 정상 조직은 암세포보다 빠르게 회복하므로 치료가 끝나고 1~2주가 지나면 정상으로 돌아갑니다. 하지만 방사선량이 많아지면 회복이 더뎌지는 수도 종종 있기 때문에 정상 세포를 손상하지 않으며 치료하기 위해 여러 모로 노력을 합니다.

정상 세포의 손상을 최소화하면서도 암세포를 죽이는 데는 부족함이 없는 방사선량을 사용하고, 한꺼번에 주지 않고 여러 번으로

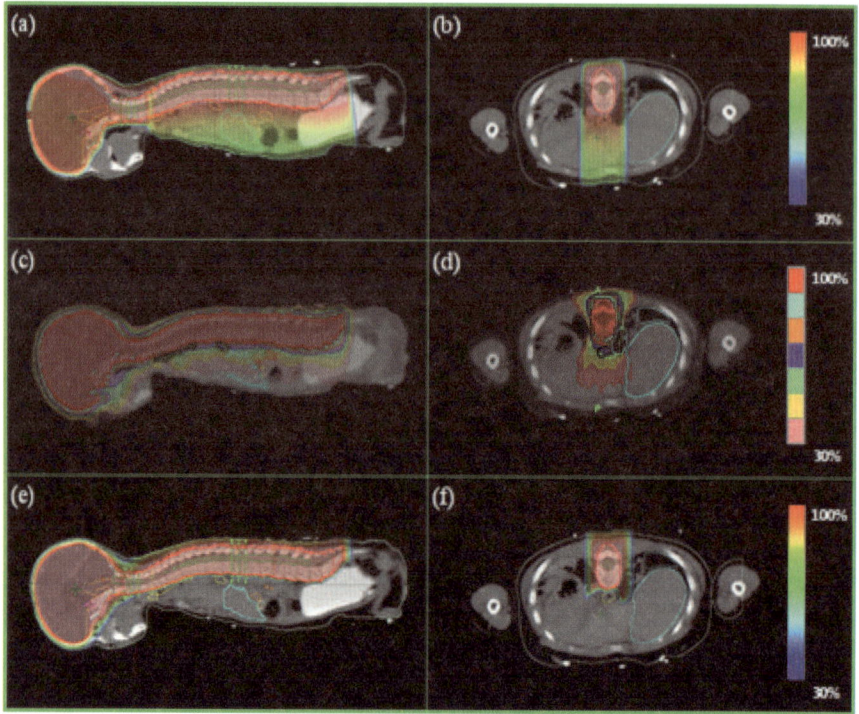

〈그림〉 소아뇌종양에서의 전뇌척수 방사선치료 시 양성자치료의 장점을 보여주는 그림. 컬러로 표시된 곳은 에너지가 들어가는 부분을 의미함. X선이나 감마선 같은 일반 광자선을 이용한 방사선치료(a, b)나 토모치료(c, d)에 비해 양성자 치료(e, f)의 경우 방사선 투과 범위가 작아서 주위의 정상 조직으로 흡수되는 에너지량이 훨씬 적음을 알 수 있다.

나누어 주며, 방향 또한 여러 방향으로 나누어 조사합니다. 한마디로 종양에만 방사선이 많이 들어가도록 하는 것인데, 이를 위해 컴퓨터를 이용하여 정밀하고 복잡한 치료 설계를 하게 됩니다. 방사선치료의 부작용은 방사선의 양과 치료받는 부위의 상태, 그리고 환자 몸의 전체적 상태에 따라 다양하게 나타날 수 있으며, 항암화학요법을 함께 받는 경우엔 더 심한 부작용을 경험할 수 있습니다.

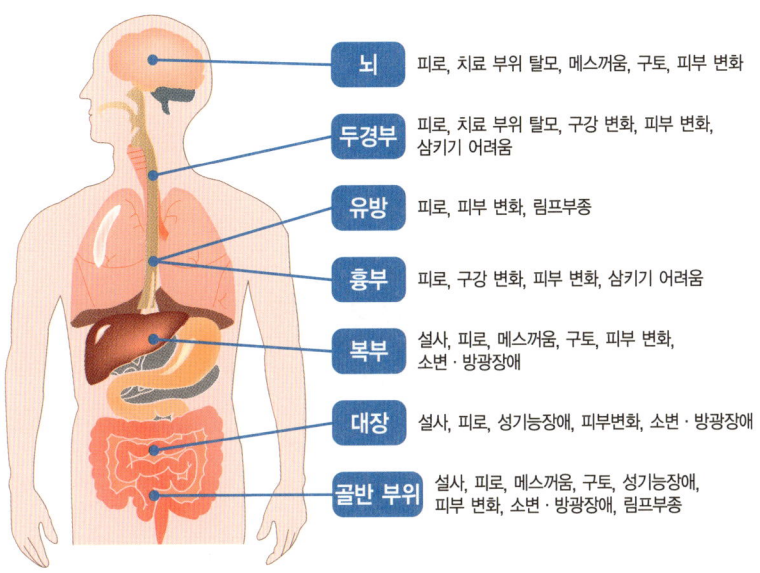

〈그림〉 방사선치료 부위에 따른 부작용

17. 항암제나 방사선이 아이의 성장과 발달을 저해하지 않을까요?

항암치료나 방사선치료는 성장과 발달에 영향을 줄 수 있습니다. 항암치료를 하는 동안 잘 먹지 못하는 수가 많은 데다, 경우에 따라서는 종양 자체가 성장에 영향을 미치기도 하기 때문입니다. 방사선치료, 특히 뇌척수 부위의 방사선치료나 전신 방사선치료 같은 것은 직접적으로 성장을 방해하는 원인이 되기도 합니다. 하지만 치료 중에 성장 문제가 있다 해도 치료 후 몸이 회복되면서 차차 좋아지는 것이 보통이지만 뇌종양 등으로 방금 언급한 것과 같은 방사선치료를 받았다든지 호르몬 결핍이 있다든지 하는 경우에는 치료가 끝난 후에도 문제가 지속되는 수가 있습니다. 이러한 경우가 아니더라도 치료 후에 성장이 잘 되지 않는 것은 비교적 흔히 나타나는 합병증이므로 성장 속도를 잘 관찰하고 정기적으로 진료를 받아 문제가 있다고 판단되는 경우에는 적절한 치료를 받아야 합니다.

정서적인 발달도 치료에 의해 영향을 받을 수 있습니다. 치료 중의 스트레스나 감정적 문제들이 환아의 발달에 영향을 주어 어리광을 부리는 등의 퇴행 현상이 생기기도 하고, 사고나 운동 능력의 발달이 지연되기도 합니다. 문제는 이것이 정상적이고 일시적인 반응인지 아니면 비정상적인 퇴행이나 지연인지를 구별하기가 쉽지 않다는 점입니다. 따라서 환아가 이러한 행동을 보이면 의사나 심리전문가와 상의하여 문제를 조기에 확인하는 것이 중요합니다.

18. 아이를 입원시키니 '다기관 임상시험 동의서'에 서명하라는데, 이게 뭐죠?

환자나 보호자들 중엔 '임상시험'이란 말에 거부감을 느끼는 분도 있습니다. 하지만 임상시험은 환자를 아무렇게나 시험 대상으로 삼는 것이 아닙니다. 그동안 시행했던 치료법 가운데 이론적으로 우수하다고 판단된 것, 또는 소수의 환자를 대상으로 해서 보통보다 좋은 효과를 보인 시험적 치료를 신중히 검증하는 과정입니다. 이론적으로 새로운 검사나 치료 방법이 실제로도 더 나은지를 알아보기 위한 임상시험도 있습니다.

다기관 임상시험은 '다수의 의료기관이 공통되는 연구 계획에 의하여 함께 수행하는 임상시험 연구'로 정의되며, 각 의료기관의 임상시험 심의위원회(IRB) 심의 및 식품의약품안전청의 심의를 거친 후 진행됩니다. 여기에 대상자로 등록하려면 먼저 다기관 임상시험에 대해 설명을 들은 뒤 동의서를 작성해야 합니다. 모든 임상시험에서 그렇듯, 등록 후에도 대상자 본인이 원하면 언제든지 그만둘 수 있습니다.

소아암 분야에서도 여러 가지 다기관 임상시험이 진행되고 있습니다. 소아암 치료의 목적에는 단순한 질병 치료만이 아니라 치료 후의 삶을 정상적으로 영위할 신체적, 정신적 능력을 유지시키는 것도 포함됩니다. 다기관 임상시험은 이러한 목적을 더 잘 이뤄내기 위한 것이며, 그 결과들을 바탕으로 우리나라의 소아암 치료 성과가 향상되고 있다 할 수 있습니다. 환자나 보호자는 임상시험에 대해 막연히 불안해할 필요가 없으며, 궁금한 점이 있으면 언제든지 의료진에게 문의하면 됩니다.

항암치료나 방사선치료는 아이의 성장과 발달에 영향을 줄 수 있다. 항암치료를 하는 동안 잘 먹지 못하는 수가 많은 데다, 경우에 따라서는 종양 자체가 성장에 영향을 미치기도 하기 때문이다. 방사선치료, 특히 뇌척수 부위의 방사선치료나 전신 방사선치료 같은 것은 직접적으로 성장을 방해하는 원인이 되기도 한다. 하지만 치료 중에 성장 문제가 있다 해도 치료 후 몸이 회복되면서 차차 좋아지는 것이 보통이다.

치료 중의 일상생활

19. 암에 걸렸다는 사실을 아이에게 알려야 하나요?

암에 걸렸다는 사실을 당사자인 아이에게 감추게 되면 아이의 막연한 불안감이 가중되고, 부모에 대한 신뢰가 떨어지며, 때로는 치료에 협조하지 않게 될 수도 있습니다. 따라서 암에 걸렸음을 알린 뒤 적극적으로 치료를 받을 수 있도록 독려하는 것이 중요합니다. 물론 아이에게 진단이나 질환에 대해 설명하는 일은 쉽지 않습니다. 이때 무엇보다 중요한 것은 아이가 처한 전반적인 상황을 그 나이에 맞는 언어로 일러주는 것입니다. 유아에게는 알아듣기 쉽게 병 이야기를 해주고, 초등학생 이상이라면 치료 과정과 그에 따른 변화에 대해 솔직하게 설명해줘야 합니다.

이렇게 병에 대해 일러줄 때, '종기'니 '나쁜 것'이니 하는 식으로 우회적 표현을 쓰기보다는 '암', '백혈병'과 같이 정확한 용어를 사용하는 편이 좋습니다. 또한 아이가 암에 대해 실제보다 훨씬 부정적인 생각을 갖고 있지는 않은지 확인하고, 혹시 그렇다면 생각을 바꿔 병을 올바르게 인식하도록 도와줄 필요가 있습니다. 이와 더불어 치료 과정을 이해시키고 아이가 적극적으로 협조할 수 있도록 격려해주십시오. 한 번의 설명으로는 부족할 수 있습니다. 아이가 이해하고 받아들이기에 충분한 시간과 많은 대화가 필요합니다. 가족과 의료진 모두가 아이와 한 팀이 되어 용기를 북돋우면서 암을 치료해나가야 하는 것입니다.

20. 소아암 치료는 시일이 얼마나 걸립니까?

암의 종류와 병기에 따라 치료 기간이 다양합니다. 치료 기간이 가장 긴 질환은 급성림프모구백혈병으로, 항암화학요법만 받는 경우 치료 종결까지 3년 정도 걸리는데, 처음 한 달 정도 입원한 뒤에는 주로 외래에서 통원 치료를 받습니다.

신경모세포종, 골육종과 같은 고형종양의 경우 3~4주마다 3~5일 정도 입원해 항암제를 맞고 퇴원 후 약 1주일 정도는 매일 또는 2~3일마다 외래를 방문하여 진료를 받으며 1년쯤 치료합니다. 진단 당시 최고위험군에 속하는 급성림프모구백혈병, 고위험군에 속하는 신경모세포종, 일부 뇌종양, 급성골수성백혈병, 혹은 재발한 일부 종양 등은 일반 항암화학요법만으로는 완치율이 낮기 때문에 조혈모세포(造血母細胞, hematopoietic stem cell)를 이식하여 완치율을 높이는데, 이러한 이식을 받는 경우는 질환과 이식 종류에 따라 치료 기간이 다양합니다. 조혈간세포(造血幹細胞)라고도 하는 조혈모세포는 혈구의 공급원이 되는 세포로서 골수에 들어 있으며, 여러 종류의 혈구로 분화해 나갈 수 있는 세포로 증식합니다.

21. 치료를 받는 동안 계속 입원해 있어야 하나요?

그렇지 않습니다. 질환에 따라 치료 기간은 각기 다르지만, 입원 치료가 필요한 기간이 끝나고 집에 갈 수 있는 몸 상태가 되면 퇴원합니다. 질환별로 다음번 항암치료 및 검사를 위한 입원 시기가 대개 정해져 있으므로, 그 스케줄에 맞춰 다시 병원에 들어오면 됩니다. 하지만 집에 있다가 치료 관련 합병증 때문에 아이의 상태가 변화할 경우, 필요하다면 스케줄과 무관하게 바로 입원 치료를 받게 될 수도 있습니다.

22. 치료 중에도 학교를 다닐 수 있나요?

소아암으로 진단받게 되면 항암치료와 잦은 입원, 퇴원 등으로 아이들의 생활에 많은 변화가 생기게 되는데 이로 인해 심리적 신체적으로 힘들어하는 수가 많습니다. 암 진단을 받으면 우선 학교에 그 사실을 전하고 앞으로 결석이 잦아질 수밖에 없다는 점도 알려야 합니다. 암의 종류와 환아의 상태, 아이가 받게 될 항암치료에 따라 다르지만, 때로는 초기 치료 이후에 자녀가 일찍 학교에 복귀할 수도 있습니다.

  담당 의료진과 부모님, 환자 모두가 학교생활로의 복귀 문제를 충분히 생각하는 것이 필요합니다. 환자 자신의 뜻은 어떤지, 학교를 장기간 쉰다면 나중에 복학한 뒤의 학교생활은 어떻게 해나갈 것인지 등까지 세심히 고려해야 합니다. 아울러, 아이가 치료를 받는 동안 친구들과의 관계를 잘 유지하도록 격려하고 도와주는 일도 매우 중요합니다. 아이에게는 교육을 통한 지식의 습득뿐 아니라 교우들과의 친교 등 사회적 관계 또한 꼭 필요하기 때문입니다. 치료 기간 중 가능하면 종종 아이가 학교를 찾아가고 학교 행사에 참석하도록 하십시오.

  만일 아이가 의학적으로나 심리적으로 조기에 학교로 돌아갈 준비가 되어 있지 않다면 담당 의사나 관련 직원에게 학교를 대신할 수 있는 교육 방법(병원학교, 인터넷 교육 등)에 대해 문의하십시오. 병원마다 조금씩 차이는 있지만 환자에게 그 같은 도움을 제공하는 시설이나 방법이 있습니다.

23. 항암치료를 받으면 ANC가 떨어진다는데 그게 무엇인가요?

'항암화학요법 후 ANC가 떨어진다'고 말할 때 ANC는 '절대 호중구 수(absolute neutrophil count)'를 지칭합니다. 호중구(好中球)는 신체 내 감염과 싸우는 백혈구의 한 종류로서 박테리아나 기타 미생물에 대항하는 주요 세포입니다(호중구란 '호중성 백혈구' 의 준말인데, 중성 염료에 의해 염색되는 세포질 입자를 지녔기 때문에 이런 이름이 붙었다). 혈액 속 호중구 수는 환아가 호중구감소증인지 아닌지를 알려주는 지표이며, 이 수치가 낮으면 감염의 위험이 커집니다. 따라서 의료진은 ANC를 감염 위험을 예측하는 자료로 사용합니다.

ANC가 $500/\mu L$(1마이크로리터 즉 100만분의 1 리터당 500개) 이하로 내려가면 감염의 위험이 상당히 증가합니다. 호중구감소증이란 일시적으로 호중구 생산이 감소하는 것으로, 항암화학요법에서 자주 나타나는 부작용입니다. 대개 호중구 수는 항암화학요법을 받은 지 7~14일 후에 떨어지며, 다시 회복되기까지는 2주 정도가 걸립니다. 대부분의 항암화학요법은 호중구감소증을 일으키며, 의료진은 항암요법별로 호중구감소증이 언제쯤 발생할지를 예측할 수 있습니다. 이 기간 동안 환아는 감염에 취약하므로 개인위생을 잘 관리하고, 극장 등 사람이 많이 모이는 곳은 피해야 하며, 체온을 자주 측정하여 38도 이상 열이 오르면 곧장 응급실로 가야 합니다.

24. 항암치료 기간엔 수혈을 자주 받는다던데 부작용이 있어도 받아야 합니까?

항암치료를 하게 되면 약제의 부작용 중 하나로 골수 기능이 억제되어 혈색소(헤모글로빈)와 혈소판 수치가 낮아지게 됩니다. 혈색소가 적으면 빈혈이 생겨 피로, 허약, 두통, 어지러움 등의 증상이 나타나고, 혈소판이 적으면 출혈 경향이 증가해 코피가 자주 나거나 잇몸 출혈이 멈추지 않거나, 멍과 점상출혈(點狀出血) 등의 증상이 나타납니다. 따라서 이를 치료하기 위해 수혈이 필요합니다.

혈색소 수치가 낮은 경우(8.0~10.0 g/dL 이하; 1 데시리터는 10분의 1 리터)에는 대개 농축된 적혈구를 수혈받고, 혈소판 수치가 낮은 경우(20,000/μL 이하)엔 혈소판을 수혈받습니다. 이 외에도 의료진이 필요하다고 판단하는 경우에는 수혈을 하게 됩니다.

수혈의 부작용으로는 적혈구가 파괴되는 용혈(溶血) 부작용, 발열 부작용, 알레르기나 아나필락시스(anaphylaxis, 항원-항체 면역 반응이 원인이 되어 발생하는 급격한 전신 부작용으로, '과민성 쇼크'라고도 한다), 수혈로 인한 감염, 반복적인 수혈로 인한 철분 침착 등이 있을 수 있습니다. 용혈 부작용은 대개 환아와 수혈된 혈액의 혈액형이 일치하지 않는 경우 발생하며, 발열과 함께 오한, 안면홍조, 두통, 요통이 있고 심하면 빈맥(잦은맥박)이나 저혈압 등의 쇼크 증상이 발생할 수 있습니다. 발열 부작용은 수혈된 혈액에 포함되어 있는 백혈구 응집소로 인해 발열, 오한, 두통, 오심, 구토 등이 생기는 것으로, 대개는 해열제로 쉽게 호전됩니다. 이러한 부작용을 막기 위해 백혈구가 미리 제거된 혈액 제제를 쓰거나, 아니면 필터를 사용해 수혈합니다. 알레르기나 아나필락시스 반응으로는 수혈 중 두드러기가 나는 예가 가장 흔하며, 이 경우 항히스타민제로 쉽게 호전됩니다. 그러나 심하면 호흡곤란, 복통, 혈압 강하 등 쇼크로 이어지는 수도 있습니다. 따라서 수혈 중에는 부작용이 나타나지는 않는지 항상 주의 깊게 살펴야 합니다.

수혈로 인한 감염으로 간염이나 후천성면역결핍증(AIDS) 등이 발생하는 경우가 드물게 있지만, 최근에는 검사 방법의 발달로 그 빈도가 현저히 감소했습니다. 적혈구를 많이 수혈 받게 되면 몸 안에 철분이 과다해져서 각종 장기 이상을 초래할 수도 있습니다. 페리틴(ferritin) 수치는 체내의 철분 축적 정도를 반영하는 유용한 지표로, 환아의 혈중 페리틴 수치가 상승했다면 체내에 철분이 너무 많이 쌓여 치료가 필요한 상태임을 시사합니다. 이때에는 철분 제거제인 디페록사민(deferoxamine) 주사제를 쓰거나 데페라시록스(deferasirox)라는 경구약을 복용해 과다 축적된 철분을 제거합니다.

25. 아이가 힘들어해도 좌욕이나 가글을 꼭 시켜야 하나요? 가글·좌욕 제제가 여러 가지던데 어떤 차이가 있지요?

가글과 좌욕은 점막염을 예방하기 위해 꼭 필요합니다. 점막염은 항암화학요법이나 방사선치료를 받은 환아들에게 흔히 나타나는 부작용으로 입안이나 항문 점막 등에 염증이 생긴 것을 뜻하며, 심한 통증과 불편함을 초래합니다. 주요 증상은 입안 궤양, 통증, 먹거나 삼킬 때의 불편함, 입안 건조, 말하기 어려움, 배변 시 통증 및 항문 부위의 불편감 등입니다. 점막염이 심해지면 국소 감염이나 전신 감염으로 진행할 수도 있기 때문에 예방이 무엇보다도 중요하며, 이미 점막염이 생긴 경우라도 더 나빠지는 것을 막고 증상을 호전시키기 위하여 가글 및 좌욕을 하는 게 매우 중요합니다.

매일 몇 차례 가글을 하여 입안 전체를 헹구어내면 통증과 출혈 등의 증상이 호전되며, 입안의 세균 수가 줄고 감염이 예방됩니다. 가글의 종류는 여러 가지가 있으나 항암치료 시에 일반적으로 권하는 가글은 중조(重曹, 베이킹소다의 성분인 탄산수소나트륨으로 'bivon'이라고도 한다)를 증류수나 식염수에 섞은 것 또는 그냥 증류수나 식염수입니다. 이 외에 특정 항암제 투여 중에 얼음이나 찬물을 사용하는 냉동요법 등이 권장되며, 입안의 상태에 따라 소염진통제 성분의 가글 혹은 항진균제 성분의 가글이 처방될 수도 있습니다. 또한 치아의 합병증을 감소시키는 구강 관리의 일환으로 식후마다 부드러운 칫솔로 양치질을 하되, 칫솔은 늘 건조시켜서 사용하며 정기적으로 교체해야 합니다. 혈소판 수치가 정상 범위인 때에는 치실 사용을 권합니다.

좌욕은 항문 주위의 혈액 순환을 촉진하고, 항문을 청결하게 함으로써 감염과 울혈을 예방하기 위해 시행합니다. 좌욕은 주로 베타틴 용액을 사용하여 기본적으로 하루에 두 번 정도 하고, 배변 후에는 꼭 시행해야 합니다. 항문의 상태에 따라 횟수를 조절할 수 있습니다.

26. 항암치료 중에 구역, 구토가 심해 잘 먹지 못합니다. 식이 조절을 어떻게 해주나요?

항암치료를 받는 동안 환아는 식욕 상실, 입안 궤양, 입맛의 변화, 구역 및 구토 등의 부작용을 겪을 수 있습니다. 또한 정서적인 요인들이 식사 습관에 영향을 주기도 해서, 환아가 신경이 예민해지거나 두려워하거나 화가 났을 때 먹는 행태가 달라지는 것은 매우 정상적인 반응입니다. 그리고 치료 진행 과정에서 특정 음식과 관련된 부정적인 연상 작용이 유발될 수도 있습니다.

치료에 따르는 부작용도 아이의 입맛에 영향을 주곤 합니다. 항암화학요법을 받는 동안 체중이 줄거나 식욕이 떨어지는 것은 일반적으로 나타나는 부작용입니다. 심한 체중 감소 시, 특히 10% 넘게 줄 경우엔 적정한 체중 유지를 위해 지속적인 정맥영양(정맥주사를 통한 영양 공급)이나 식욕 촉진제 처방 등의 의학적 중재가 필요할 수도 있습니다. 항암치료 과정에서 입안의 염증이나 궤양으로 통증이 심한 경우에는 억지로 먹게 하기보다는 아이가 먹을 수 있는 범위 내에서 도와주어야 합니다.

구역(메스꺼움)은 암 자체로 인해 또는 항암치료로 인해 나타나는데, 실제 구토 여부와 관계없이 구역이 있을 때는 음식을 충분히 섭취하기가 어렵습니다. 항암치료 중 구토나 구역 증상이 심할 때는 억지로 먹거나 마시게 하지 않는 것이 좋습니다. 앞에서 언급했듯이 무리한 식사는 특정 음식에 대한 혐오감을 유발하고 아이의 식습관에 부정적인 영향을 미칠 수 있습니다.

  구역을 느낄 때 다음 요령들을 참고하면 음식 섭취에 도움이 될 것입니다.

─조금씩 자주, 천천히 먹는다.
─배가 고프면 더욱 메스꺼울 수 있으므로 배고프기 전에 먹는다.
─메스꺼움이 심할 때는 억지로 먹거나 마시지 않는다.
─입맛은 수시로 변할 수 있다. 좋았던 음식이 갑자기 싫어지기도 한다. 따라서 좋아하던 음식이라도 구역을 유발하면 억지로 먹지 말아야 한다. 억지로 먹다보면 영원히 싫어질 수도 있다.
─특정 음식에 대해 구역이 심할 때는 그것은 피하고 대신 먹기 좋은 다른 음식을 많이 섭취한다.
─비교적 위에 부담이 적은 식품들을 이용한다. 예를 들면 토스트, 크래커, 요구르트, 셔벗, 껍질을 제거한 뒤 튀기지 않고 구운 닭고기, 복숭아 통조림 등 부드러운 과일, 채소, 맑은 유동식, 얼음 조각, 탄산음료 등이다.
─다음과 같은 식품은 가급적 피한다. 기름진 음식, 사탕이나 쿠키나 케이크 등 매우 단 것들, 향이 강하거나 뜨거운 음식, 이상한 냄새가 나는 음식 등.
─물은 천천히 조금씩 마신다. 빨대를 이용하는 것도 좋다. 또

한, 식사 시 물을 조금만 마신다. 물을 많이 마시면 포만감을 주어 식사량이 줄기 때문이다.
— 음식과 음료는 상온으로, 또는 차갑게 해서 먹는다. 뜨거운 음식은 구역을 유발할 수 있다.
— 식사 후 1시간 정도는 휴식을 취한다.
— 이상한 냄새가 나거나 너무 후덥지근한 방은 피한다. 방에서 음식 냄새가 나지 않도록 자주 환기시킨다.
— 구역이 언제, 무엇 때문에 나타나는지를 따져보고, 가능하면 식사 시간이나 음식 종류를 바꾸도록 한다.

구토 증상이 있을 때 다음을 참조하면 도움이 될 것입니다.

— 구토 증상이 심하면 억지로 먹거나 마시지 않는 것이 좋다.
— 구토 증상이 조절되면 물이나 육수 같은 맑은 유동식부터 조금씩 먹어보고 차츰 양을 늘린다. 다음엔 우유, 요구르트, 주스, 고단백 음료 등을 조금씩 추가한다. 이후 부드러운 식사로 바꾸어 조금씩 자주 먹는다. 우유를 소화시키기 힘들면 우유가 들어 있지 않은 제품을 이용하도록 한다.
— 머리를 약간 높인 상태로 쉬게 하며, 자세를 자주 바꿔주는 것이 좋다.
— 방은 자주 환기시켜 불쾌한 냄새나 소리를 제거하도록 한다.
— 옷과 침대 커버는 자주 갈아주는 것이 좋다.

— 얼굴을 시원하게 닦아주는 것도 좋다.
— 구토가 심하게 지속되면 의사와 상의한다.

27. 항암치료나 방사선치료 중에 조심해야 할 음식이 있나요?

치료 중 특별히 조심해야 할 음식은 없습니다. 중요한 것은 아이들이 치료를 받는 동안에도 정상적으로 성장과 발달을 하기 위해 좋은 영양 상태를 유지해야 한다는 사실입니다. 치료 효과를 높이고 부작용을 줄이며 암으로 인한 스트레스를 방어하는 능력을 키우기 위해서도 그렇습니다. 그러나 대개의 경우 질병으로 인한 스트레스, 치료로 인한 식욕부진 때문에 음식을 제대로 먹지 못하게 되므로, 아이가 꼭 필요한 영양을 두루 섭취하게끔 부모님들이 많이 도와주어야 합니다. 요컨대, 충분한 열량과 단백질, 비타민 및 무기질을 공급할 수 있는 여러 가지 음식을 골고루 먹도록 하는 일이 중요합니다.

암 치료에 특별히 효과가 있는 식품은 없습니다. 안전성이나 효능, 효과가 아직 검증되지 않은 특정 식사요법이나 민간요법을 시도하다가는 오히려 아이의 건강을 악화시킬 뿐 아니라 경제적으로도 적잖은 손실을 볼 수 있습니다. 따라서 항간에 떠도는 소문에 넘어가 '신통하다'는 식품이나 식이요법을 아이에게 강요하지 말고 평상시 아이가 좋아했던 음식이나 지금 먹고 싶어하는 음식을 먹도록 해주되, 몸에 필요한 영양소를 골고루 섭취토록 하는 게 중요합니다.

항암치료 시 골수 기능이 저하되어 백혈구 수치가 떨어지는 시기가 있습니다. 이때에는 세균에 의한 감염을 예방하기 위해 익힌 음식을 먹어야 합니다. 이를 격리식(또는 저균식)이라고 합니다. 그러나 모든 환자가 늘 음식을 익혀 먹어야 하는 것은 아니므로 담당 의사와 상의하여 익혀 먹어야 할 경우를 알아두도록 합니다. 백혈구 수치를 올리는 특별한 음식은 없습니다. 이 수치는 시간이 지나면 자연히 회복됩니다. 다양한 음식을 골고루 섭취하고 고칼로리, 고단백질의 음식을 먹으면 도움이 됩니다. 면역력이 저하된 경우나 음식을 먹기 힘들어 할 때에는 개별적으로 영양 상담을 받으시기 바랍니다.

방사선치료, 항암치료 등으로 인해 생기는 식사 관련 부작용들은 치료가 끝나면 대부분 서서히 사라지고 기분도 좋아지게 마련입니다. 이럴 때 아이가 올바르고 건강한 식습관을 갖게 되도록 부모님들이 도와주십시오.

28. 항암치료 기간에 비타민 등의 영양제나 건강보조식품, 보약을 먹여도 됩니까?

항암치료 기간에 환아에게 보약이나 영양제, 건강보조식품 같은 것을 마음대로 먹이는 일은 피해야 합니다. 효과가 입증되지 않은 건강보조식품은 자칫 잘못하면 간이나 신장 기능을 저해하여 치료에 방해가 될 수 있기 때문입니다. 그러한 약이나 식품을 복용할까 생각할 때는 반드시 의사와 상의하십시오.

29. 항암치료 중인데 잘 걷지 못하고 팔이나 다리에 마비가 오곤 합니다. 어떡하지요?

항암치료 기간이나 직후에 잘 걷지 못하는 이유는 여러 가지가 있습니다.

우선, 부신피질호르몬(스테로이드) 제제를 장기간 사용한 경우에 발생하는 팔다리의 근력 저하가 있습니다. 환아들은 대개 방바닥이나 소파에서 일어나기가 힘들고, 팔을 들고 있기도 힘들어서 활동이 원활치 못합니다. 이럴 때는 높이가 좀 있는 의자 위주로 생활하면서 다리 근력을 강화하는 운동을 꾸준히 하면 서서히 회복됩니다. 근력 운동을 한 후 다리에 힘이 더 빠지고 근육통이 올 수 있는데, 이는 운동 강도가 너무 심해서 근육에 피로가 생겼기 때문입니다. 근육 피로는 회복에 시간이 좀 걸리므로, 당초에 적절한 강도로 운동을 하는 것이 좋습니다.

둘째, 항암제로 인해 팔다리의 말초신경에 이상이 온 경우인데, 대부분 감각신경에 문제가 있어서 손발이 저린 증상을 호소하게 됩니다. 빈크리스틴(vincristine)이나 백금 계열의 항암제를 사용할 때 흔히 발생합니다. 대부분 항암치료를 마치면 서서히 회복되므로 걷기 등의 유산소운동과 스트레칭을 꾸준히 하면 됩니다.

셋째, 장기간 치료하는 과정에서 전신이 위약해진 경우입니다. 이럴 때는 낮은 강도에서 운동을 시작해 점차 강도를 높여가야 합니다. 아이가 힘들어하면 처음에는 걷기부터 시작합니다. 하루 한 번 20분 정도 걷기로 시작해서 점차 1시간 정도로까지 늘립니다. 힘들어하면 하루 두 차례로 나누어 해도 됩니다. 아이가 익숙해지고 힘들어하지 않으면, 약간 경사진 코스나 계단을 15~20분쯤 걷게 합니다. 일주일에 두 번은 근력 운동을 해주는 것이 좋습니다. 상지(팔) 근력은 턱걸이, 악력기, 팔굽혀펴기 등을 통해 강화하고, 몸통은 윗몸일으키기 등의 운동을 하면 됩니다. 장기간 치료를 받다 보면 몸의 유연성이 떨어지는 경우가 많으니 전신 관절의 스트레칭을 매일 시행하는 것이 좋습니다.

넷째, 중추신경이나 말초신경에 문제가 있어서 마비가 발생하는 경우입니다. 이것은 재활의학과 전문의의 진료가 필요합니다. 대개는 중추신경의 문제로, 특히 뇌와 척수 등 중추신경에 종양이 있는 경우에 마비가 발생합니다. 마비가 오면 가정에서 운동만으로 해결하기는 어렵습니다. 게다가 종종 인지기능이나 학습 능력, 사회 능력 등의 복합적인 문제가 함께 발생합니다. 이럴 때 재활의학과 전문의의 진료와 상담은 큰 도움이 됩니다.

규모가 큰 종합병원에는 소아 재활전문의와 소아 재활치료사가 있습니다. 다만, 재활치료가 필요한 아이들은 전국적으로 많은 데 비해 치료실은 한정돼 있어서 오랫동안 기다려야 합니다. 그러므로 재활치료가 필요할 경우에는 사전에 재활의학과를 방문하여 상담하고 치료를 예약해두는 편이 좋습니다. 종합병원 외에 요즘 여러 곳에 생긴 소아 전문 재활병원을 이용할 수도 있습니다. 그리고 재활의학과를 방문할 때는 항암치료와 관련된 자료를 가져가는 게 좋습니다.

30. 항암치료 중 무슨 증상이 있으면 응급실로 가야 하나요?

항암치료를 받는 환자들은 항암제 부작용이나 그 외의 각종 증상 때문에 응급실을 찾는 경우가 적잖습니다. 응급실로 갈 필요가 있는 대표적 증상들은 다음과 같습니다.

― 열이 38℃ 이상 오를 때
― 토하거나 전혀 먹지 못할 때
― 대소변을 보기 힘들어하거나 통증이 수반될 때
― 걷기 힘들거나 몸의 어느 부위에 마비가 왔을 때
― 사람, 장소, 시간에 대한 지남력(指南力)이 없을 때(지남력이란 시공간이나 상황, 환경 따위를 올바로 인식하는 능력임)
― 말하는 것이 평상시 같지 않을 때
― 과도하게 잠을 잘 때
― 출혈(잇몸 출혈, 코피 등)이 있거나, 심한 멍이 들거나, 대변 혹은 소변에 피가 섞여 나올 때
― 머리나 신체 어느 부위에 심각한 통증이 있을 때

위의 증상 외에도 몸 상태가 평상시와 다르면 막연하게 호전되리라고 기대하면서 시간을 끌지 말고 바로 병원에 가야 합니다. 다니는 병원의 응급실까지 가기가 멀다면 가까운 병원을 찾아서라도 응급 검사와 치료를 받도록 합니다. 특히 항암치료 중 절대 호중구수(ANC)가 감소하는 시기에는 열을 자주 측정하는 등 더욱 주의를 기울여야 합니다.

31. 환아의 가족이 감기나 수두 같은 전염성 질환에 걸렸을 때의 대처법은요?

항암치료 중에는 면역력이 떨어져 있기 때문에 각종 전염성 질환에 걸리기가 쉽습니다. 가족 중 누구든 감기나 장염, 수족구병 등 전염성 질환을 앓고 있다면 환아뿐 아니라 가족 전체가 손 씻기 등 개인위생에 더 신경을 써야 하고, 만일 증상이 심하고 격리가 가능한 상태라면 전염력이 사라질 때까지 격리하는 것이 좋습니다.

면역력이 낮은 상태에서 수두에 걸리게 되면 심각한 상태로 발전할 수 있습니다. 아이가 수두에 걸린 사람에게 노출되었다면 의사에게 즉시 알리고, 바로 수두 바이러스에 대한 면역글로불린(VZIG)를 맞아야 합니다. 전염성 질환의 전염 기간과 확률은 질환마다 다르므로 담당 의사와 상의하는 것이 좋습니다. 무엇보다 중요한 것은 평소에도 환아와 가족 모두가 손 씻기를 생활화하여 전염성 질환에 걸리지 않도록 하는 것입니다. 또한 수두 등 전염성 질환이

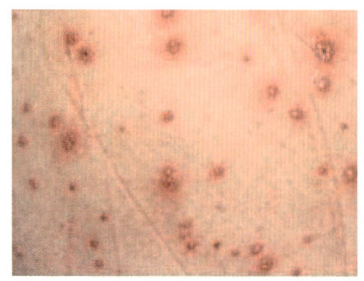 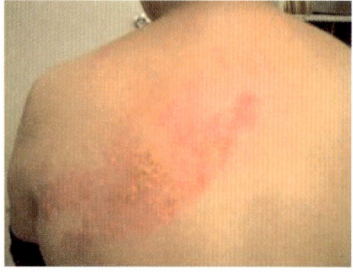

〈그림〉 수두(좌)와 대상포진(우)의 피부

의심되어 병원에 갔을 때에는 다른 환아들에게도 옮길 위험이 있으므로 바로 진료실로 들어가지 말고, 진료실 밖에서 먼저 의료진에게 보이도록 합니다.

32. 항암치료 중에 예방접종을 받아도 됩니까?

일부 사백신(균을 죽여서 몸 안에 주입하는 것) 예방접종은 항암치료 중에도 시행할 수 있습니다. 그러나 생백신(살아 있는 세균이나 바이러스를 세력을 약하게 하여 몸 안에 주입하는 것)은 항암치료 중에는 절대 맞으면 안 됩니다. 사백신의 경우에도 접종은 가능하나 항암치료로 면역이 억제된 기간에는 접종 효과가 떨어질 수 있으므로, 맞기 전에 담당 전문의와 상의하십시오. 하지만 환아의 형제자매가 생백신을 맞는 것은 별 영향이 없습니다. 홍역·볼거리·풍진(MMR)과 수두 주사는 생백신, 소아마비 주사는 사백신이고, 일본뇌염 예방주사는 사백신과 생백신 두 종류가 있으니 잘 확인하도록 합니다.

독감 예방접종은 환아들에게도 권장합니다. 가족들도 독감에 걸릴 가능성을 줄이기 위해 독감 예방접종을 받아두는 것이 좋습니다. 그러나 코로 흡입하는 형태의 새로운 생백신은 안 됩니다.

33. 치료 중인 아이에게 치과 질환이 생겼을 때는 어떻게 해야 하나요?

백혈구나 혈소판 수치가 너무 낮을 때에는 충치 치료 등 치과 시술을 시행할 수 없으므로 반드시 담당 의사와 상의해야 하고, 불가피하게 발치를 하는 경우에는 감염성 심내막염이나 패혈증 등의 발생을 막기 위해 이를 뽑기 전후에 예방적으로 항생제를 복용해야 합니다.

34. 중심정맥관(케모포트, 히크만 카테터)이란 무엇인가요?

중심정맥관이란 쇄골하정맥, 경정맥 등 큰 정맥에 관을 삽입하여 관 끝이 상대정맥(上大靜脈, 머리나 얼굴, 팔 따위 상반신의 피를 모으는 정맥계의 근본 줄기)이나 상대정맥과 우심방의 연결 부위(심장 근처)에 위치하도록 한 주사용 굵은 카테터(도관(導管))을 말합니다. 중심정맥관을 삽입하는 가장 큰 이유는 소아의 경우 혈관을 확보하기가 어렵기 때문입니다. 또 24시간 연속해 투여하는 항암제의 경우 정맥 혈관에 문제가 생기면 약 투입이 중단될 수 있기 때문이며, 일부 항암제는 피부로 유출되었을 때 피부 괴사 등의 부작용을 일으킬 수 있는데 이런 부작용을 예방하기 위해서이기도 합니다.

중심정맥관을 삽입하는 시술은 수술실이나 혈관조영실에서 시행되고, 삽입 후 6개월 이상 장기간에 걸쳐 항암치료, 조혈모세포 채집 및 이식, 수혈, 정맥 내 영양수액 주입, 채혈 등에 사용됩니다.

중심정맥관은 몇 가지 종류로 나뉩니다. 주사용 카테터가 달린 동전 크기의 포트를 가슴 상부 피부 아래에 삽입하여 평상시에는 밖으로 노출되어 있지 않지만, 항암제 주입 시 등 필요할 때마다 바늘을 꽂아 사용하는 '케모포트(chemoport)'가 있고, 입구가 피부 밖으로 노출되어 둘이나 세 개 정도의 줄로 이루어진 '펌(permanent) 카테터'와 '히크만 카테터(Hickman catheter)'도 있습니다.

케모포트는 피부 아래로 매몰돼 있어 일상활동이 용이하므로 남의 시선에 예민한 소아, 청소년이 선호합니다. 사용하지 않을 때는 카테터 내의 응고를 예방하기 위해 한 달에 한 번 헤파린 용액으로 희석시켜 주어야 합니다. 그러나 사용할 때마다 바늘을 꽂아야 하므로 통증이 동반하는 단점이 있습니다. 반면에 펌 카테터나 히크만 카테터는 피부 밖으로 몇 개의 관이 나와 있어 여러 약제를 동시에 공급할 수 있고, 관 끝에 바로 연결하므로 통증이 없다는 장점이 있습니다. 그러나 카테터 중간 연결 부위가 분리되어 누수가 발생할 수 있고, 도관이 밖으로 나와 있기 때문에 활동하는 데 불편을 느낄 수 있습니다. 또한 수영이나 샤워 시 감염의 위험이 있고, 카테터가 빠지는 수도 있어 안전 관리에 주의해야 하며, 응고를 막

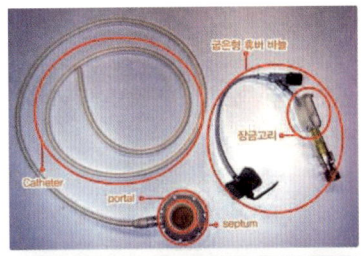
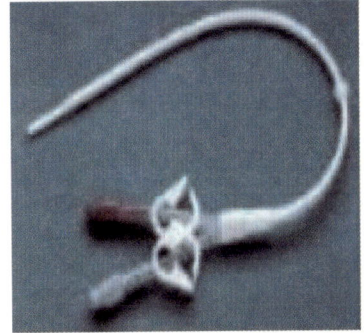
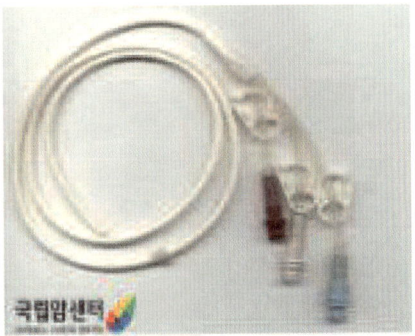

〈그림〉 케모포트(위)와 히크만 카테터(아래)의 모습

기 위해 헤파린 희석 용액을 최소한 일주일에 한 번은 투여해야 한다는 등의 단점이 있습니다.

35. 주말마다 박트림이란 약을 먹어야 한다는데 이유가 궁금합니다.

주폐포자충(住肺胞子蟲, Pneumocystis jirovecii) 폐렴이라는 것이 있습니다. 일반인은 잘 걸리지 않지만 면역억제제를 먹고 있거나 항암치료 중인 환아들에게는 치명적인 질환으로, 일단 발생하면 치료가 매우 어려우므로 무엇보다 예방이 중요합니다. 박트림

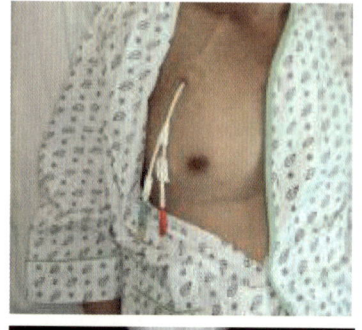
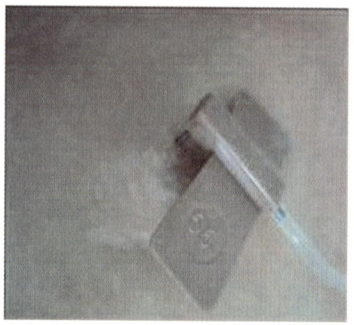
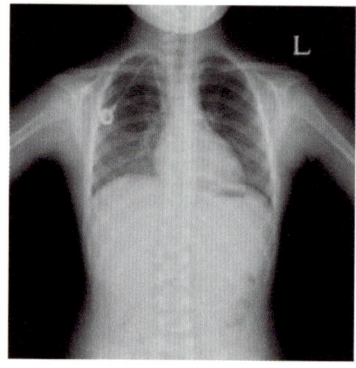

〈그림〉 히크만 카테터와 케모포트가 환아에게 거치된 모습(위), 케모포트는 피부 밖에서는 작은 동전처럼 보이지만 피하에서 심장 혹은 대혈관까지 중심정맥 주입로가 확보되어 있다(아래).

(trimethoprim/sulfamethoxazole, Bactrim®은 제품명)은 항생제로서 주폐포자충 폐렴을 예방하는 데 탁월한 효과가 있습니다. 따라서 모든 소아암 환아는 박트림을 복용하게 됩니다.

투여 방법은 일반적으로 매주 3일 하루에 두 번씩 먹습니다. 보통은 정해진 요일에 규칙적으로 복용하나, 환아의 상태나 투여 중인 항암제 및 다른 약제의 종류에 따라 복용하는 날을 바꿀 수도 있습니다. 박트림에 부작용이 있는 경우에는 흡입하는 약제인 펜타미딘(pentamidine)으로 대체합니다(월 1회 흡입). 박트림이나 펜타미딘은 항암화학요법 및 조혈모세포이식을 마친 후에도 대개 수개월 정도 더 투약해야 합니다.

36. 치료 중에 가족여행이나 수학여행을 가도 될까요?

항암치료를 받고 있다고 해서 여행을 전혀 갈 수 없는 것은 아닙니다. 다만 아이가 여행해도 되는 상태인지 미리 담당 의사와 상의해야 하며, 의사가 어렵다고 판단하면 절대로 무리를 시켜선 안 됩니다. 학교에서 가는 단체여행이나 수련회 같은 데는 참가하지 못하더라도, 소아암 환아들을 위한 프로그램에는 상태에 따라 참가할 수도 있습니다. 환아와 그 가족들을 위한 다양한 여행 프로그램이 매년 협회 지원이나 병원 주관으로 실시되고 있습니다.

37. 아이가 치료를 받게 된 후 동생과 형이 많이 힘들어합니다. 도울 방법을 알려주십시오.

소아암에 걸린 아이는 일반적으로 2~3년 동안 입원과 외래 치료를 반복하게 됩니다. 치료 기간이 길기 때문에 그 형제나 자매는 환아 및 부모와 자주 떨어져 있게 되며, 가족 내에서 전과 다른 역할의 수행을 요구받기도 합니다. 상황에 따라서는 거주지나 양육자가 일시적으로나마 바뀌는 수도 있습니다. 이처럼 갑자기 변화한 환경에 적응하는 과정에서 그들은 다양한 심리적, 사회적 어려움을 겪게 됩니다.

암에 걸린 아이에 대한 안쓰러움과 걱정 외에 자책감을 느끼기도 하고, 가족을 잃을지 모른다는 막연한 두려움이 들 수도 있습니다. 그 아이를 위해 자신이 무엇을 해야 할지, 어떤 것을 하면 안 되는지를 생각하는 것은 물론이고 심지어는 전처럼 웃어도 될지, 학교 친구들과 재미있게 놀아도 좋은지 따위 사소한 것까지 걱정하기도 합니다. 그런가 하면 부모가 아픈 아이에게만 관심을 쏟는 것 같아 버려진 느낌이 들면서 환아에 대한 질투심과 적대감, 부모에 대한 분노, 불면증, 야뇨증, 우울증 등에 시달리는 수도 있습니다. 이러한 스트레스의 정도는 심지어 환자 자신보다 더 클 수도 있습니다.

이 같은 마음과 불평, 불만을 털어놓고 얘기하는 아이도 있지만, 평소 하지 않던 행동을 하거나 어린아이처럼 행동함으로써 부모의 관심을 요구하는 아이도 있습니다. 자녀들의 이런 혼란을 부모는 알지 못하다가 문제가 겉으로 터져나왔을 때에야 경악하며 깨닫는 경우가 흔합니다.

그런 만큼, 자녀 중 하나가 소아암에 걸려 치료를 받을 때에는 몸과 마음이 비록 바쁘지만 나머지 건강한 자녀들에게도 관심을 기울이며 충분한 대화를 나누는 일이 매우 중요합니다. 그들이 어떤 생각을 하고 무엇을 느끼는지 솔직히 표현할 수 있도록 격려하십시오. 그래서 아이가 생각이나 감정을 털어놓으면 나무라거나 비판하려 들지 말고 "우리 OO가 그래서 힘들었구나."라는 식으로, 있는 그대로 수용하십시오. 그러면 자녀가 자신의 마음을 숨기지 않게 됩니다. 그들에게 아픈 아이의 치료 과정을 설명해주고 보살핌에 참여시켜 소외감을 최소화하십시오. 부모가 소아암 아동의 간호 때문에 집에서 떨어져 있어야 하는 경우, 정기적으로 전화를 하는 등 신경을 써주어야 할 것입니다. 어머니 아버지가 아픈 아이를 돌보면서도 다른 자녀 또한 사랑과 관심으로 지켜보고 있다는 걸 스스로 느끼도록 해주십시오.

환아의 형제가 암에 걸린 다른 친구들을 만날 수 있는 형제캠프에 참여시키는 것도 도움이 됩니다. 일부 소아암 관련 단체들은 매년 여름 형제캠프를 마련해 질병에 대한 올바른 정보를 제공하고 형제의 암 발병에 대처하는 능력과 가족에 대한 이해를 높이는 프로그램을 실시하고 있습니다.

38. 집안 사정상 치료비나 다른 문제들을 감당하기가 어렵다면 지원받을 길이 있나요?

소아암 치료에 드는 고액의 비용은 웬만한 가정에는 아주 큰 부담이 됩니다. 가정경제가 위협받을 수도 있습니다. 이에 각 병원은 사회사업실(또는 사회복지과)에 전문 자격을 갖춘 의료사회복지사를 두어 질병의 치료 과정에서 발생하는 경제적 어려움, 가족 관계의 문제, 심리적 문제 등을 완화 또는 해결할 수 있도록 환아와 그 가족들을 돕고 있습니다. 따라서 치료 과정에서 어려움이 있는 경우 의료진에게 알리면 사회사업실에서 신속한 해결을 도와드립니다. 치료비 및 간접 치료비의 지원은 물론, 가발과 헌혈증 등의 자원

연계, 그리고 심리적 어려움에 대한 상담도 받으실 수 있습니다.

소아암으로 진단받게 되면 항암치료와 잦은 입원, 퇴원 등으로 아이들의 생활에 많은 변화가 생기게 되는데 이로 인해 심리적 신체적으로 힘들어하는 수가 많다. 암 진단을 받으면 우선 학교에 그 사실을 전하고 앞으로 결석이 잦아질 수밖에 없다는 점도 알려야 한다. 암의 종류와 환아의 상태, 아이가 받게 될 항암치료에 따라 다르지만, 때로는 초기 치료 이후에 자녀가 일찍 학교에 복귀할 수도 있다. 만일 아이가 의학적으로나 심리적으로 조기에 학교로 돌아갈 준비가 되어 있지 않다면 담당 의사나 관련 직원에게 학교를 대신할 수 있는 교육 방법(병원학교, 인터넷 교육 등)에 대해 문의한다. 병원마다 조금씩 차이는 있지만 환자에게 그 같은 도움을 제공하는 시설이나 방법이 있다.

소아청소년 백혈병

39. 백혈병이란 무엇이며 왜 생기나요?

백혈병(leukemia)은 그리스어의 '희다'는 말과 '피'라는 말을 조합한 용어로, 이 병에 걸린 사람의 피를 뽑아서 실온에 뒀더니 하얗게 보였다는 데서 유래했습니다. 백혈병 세포는 골수의 정상 혈액세포가 어떠한 원인으로 인해 암세포로 바뀐 것입니다. 일단 생겨난 백혈병 세포는 끝없이 증식하여 정상 혈액세포가 자라날 공간을 차지하고, 따라서 정상적인 혈구 생성(조혈작용)이 방해를 받아 적혈구, 백혈구 및 혈소판의 수가 줄어들게 됩니다. 정상적인 백혈구 수가 감소하면 인체의 면역력이 떨어져 세균 감염에 의한 패혈증(균혈증, 전신의 혈액에 균이 퍼지는 상태)을 일으킬 수 있고, 적혈구의 감소는 빈혈 증상(어지러움, 두통, 호흡곤란)을 불러오며, 혈소판의 감소는 출혈 경향을 일으킵니다. 또한 과다 증식된 백혈병 세포 자체

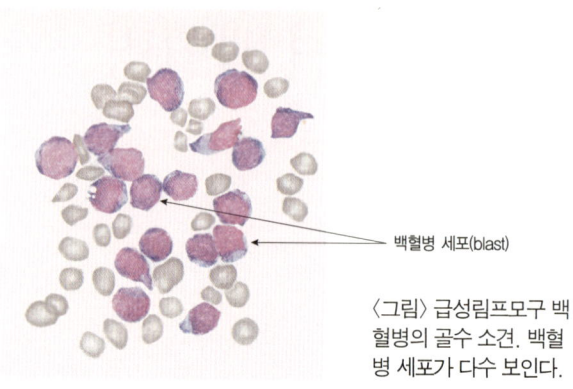

〈그림〉급성림프모구 백혈병의 골수 소견. 백혈병 세포가 다수 보인다.

로 인해 고열, 피로감, 뼈의 통증, 의식 저하, 호흡곤란, 출혈 경향이 생길 수 있습니다. 골수에서 말초 혈액으로 나온 백혈병 세포들은 혈액을 따라 전신에 퍼져 간, 비장, 림프절과 뇌, 척수 같은 중추신경계를 침범하기도 합니다.

40. 백혈병을 의심할 수 있는 증상에는 어떤 것이 있습니까?

백혈병의 증상은 매우 비특이적이어서 감기 등의 흔한 질환과 비슷한 경우가 많습니다. 따라서 병이 상당히 진행될 때까지 백혈병에 걸린 것을 모르는 수도 있습니다. 예를 들어 열이 올라서는 잘 떨어지지 않고 오래간다든지, 자주 피곤해한다든지, 아이가 잘 놀지 않는다든지 하는 증상으로 병·의원을 방문했다가 백혈병 진단을 받는 경우도 있습니다. 백혈병의 증상들은 크게 보아 두 가지 이유로 생깁니다. 첫째는 혈액을 구성하는 정상 세포들(적혈구·백혈구·혈소판)이 부족해서이고, 둘째는 백혈병 세포가 여러 기관을 침범하기 때문입니다.

정상 세포들이 부족해서 생기는 증상들로는 우선 적혈구 부족 증상인 빈혈, 무기력, 식욕부진, 빈맥(맥박수의 증가)과 호흡곤란이 있습니다. 빈혈이 너무 심해지면 심장이 커지고 심장 기능이 약해집니다. 병균과 싸우는 백혈구가 부족하면 폐렴을 비롯한 각종 감염이 쉽게 생기고, 열이 잘 떨어지지 않습니다. 염증이 지속되면 혈액을 통해 전신으로 균이 퍼지는 패혈증으로 발전할 수 있습니다. 한편, 혈소판이 부족할 때에는 멍이 잘 들고, 코피가 잘 멎지 않으며, 장에 출혈이 발생하기도 합니다. 소변에 피가 섞여 나오는 수도 있으며, 무엇보다도 위험한 것으로 뇌출혈이 생길 수 있습니다. 둘째 유형의 증상은 백혈병 세포들이 비장, 간, 골수, 림프절, 뼈, 뇌 등에 침범하여 생기는 것입니다. 즉, 비장과 간이 커지고 목 주위나 겨드랑이 등의 림프절이 붓게 됩니다. 골수나 뼈를 침범하면 통증이 심하고, 뇌를 침범한 경우에는 두통 및 구토, 시력장애, 뇌막염 증상과 신경마비 증상 등이 동반됩니다.

41. 백혈병도 종류가 여러 가지라지요?

백혈병의 종류는 악성 증식을 하는 백혈구의 종류에 따라 구분합니다. 우선 크게 골수구성과 림프구성으로 나뉘고, 자연 경과의 길고 짧음에 따라 급성과 만성으로 나뉩니다. 대표적인 백혈병으로

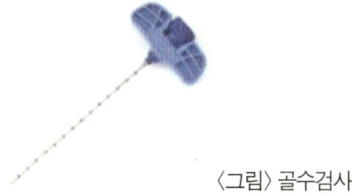

〈그림〉 골수검사용 바늘

는 급성림프모구백혈병, 급성골수성백혈병, 만성골수성백혈병, 그리고 국내에선 아주 드물게 나타나는 만성림프구성백혈병이 있습니다. 이 외에 백혈병 세포의 종류에 따라 특수하게 분류되는 것들이 있습니다. 소아에게 발생하는 대부분의 백혈병은 급성백혈병, 그중에서도 급성림프모구백혈병이 대부분입니다. 만성백혈병은 거의 성인에게 나타나고 소아에게는 매우 드뭅니다.

42. 백혈병이 의심되면 어떤 검사를 하게 됩니까?

백혈병이 의심될 경우 일단 CBC(complete blood cell count)라고 하는 일반 혈액검사와 말초혈액 도말(塗抹)검사를 시행합니다. '전혈구검사' 라고도 하는 CBC 혈액검사에서는 적혈구, 백혈구, 혈소판의 수치와 백혈구의 분포를 알게 됩니다. 말초혈액 도말검사란 소량의 혈액을 슬라이드에 밀어서 현미경으로 관찰하는 검사로서 적혈구, 백혈구, 혈소판의 모양을 볼 수 있으며, 백혈병 세포가 말초혈액에 들어 있는 경우에는 백혈병 세포를 확인할 수 있습니다. CBC 혈액검사에서 혈구 수치가 너무 높거나 낮은 경우, 그

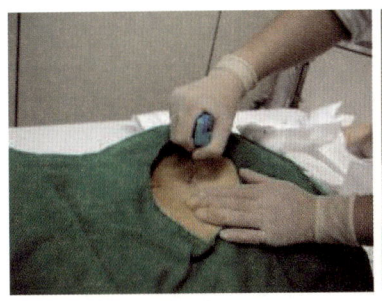 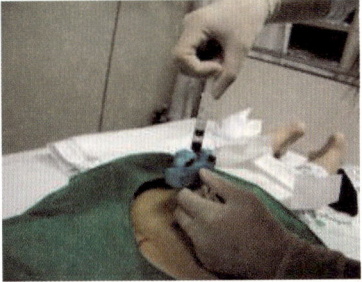

〈그림〉 실제 골수검사 모습

리고 말초혈액 도말검사에서 비정상적인 백혈구가 보일 경우엔 보다 정밀하고 정확한 진단을 위해 골수검사를 실시합니다. 골수검사로 백혈병이 확진되면 백혈병의 중추신경계 침범 여부를 확인하기 위해 뇌척수액 검사를 시행합니다.

골수검사 방법

검사에 앞서 골수검사에 대한 설명을 듣고 동의서를 작성합니다. 나이가 어린 소아의 경우에는 경구나 주사용 수면제로 잠이 들게 한 후 검사를 시작합니다. 검사 부위는 양쪽 골반이고, 어린아이가 아니라면 국소마취를 하고 생검(조직검사)용 바늘로 골수의 피와 조직을 뽑는데, 이때 눌리는 듯한 느낌이나 약간의 통증을 느낄 수 있습니다. 이 검사에는 30분 정도가 걸리며 끝난 뒤에는 지혈을 위해 3~4시간쯤 휴식을 취해야 합니다.

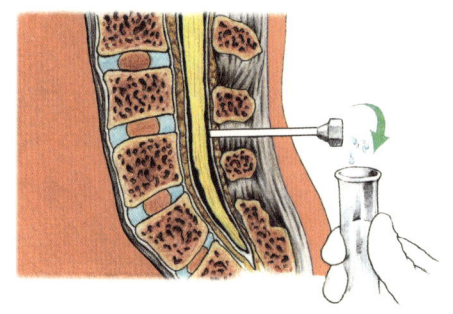 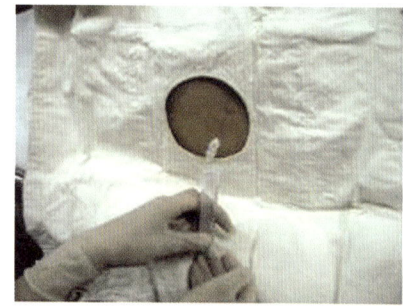

〈그림〉 뇌척수액검사의 개괄(좌)과 검사를 시행하는 모습(우)

43. 백혈병의 치료 과정을 알려주십시오.

근년 들어 백혈병의 분자생물학적 진단 기술과 치료 방법이 발전함에 따라 치료 과정도 백혈병의 세부 아형(亞型, subtype)별로 차이가 있으며, 같은 아형이라도 예후인자(예후 판단의 요소들)의 개수와 종류 등에 따라 대응 방식이 다양합니다.

1) 급성림프모구백혈병의 치료

급성림프모구백혈병은 진단 당시의 예후인자와 초기 치료 반응에 따라 항암치료의 강도와 기간을 조정하는 '위험군 맞춤 치료 (risk-adapted therapy)'의 대표적 질환으로, 여러 단계의 항암화학요법 과정을 거치게 됩니다.

진단 후 첫 번째 항암치료 과정을 '관해유도(remission induction)'라 하며, 4~6주간의 항암치료를 통하여 골수 내의 백혈병 세포를

5% 미만으로 줄이는 과정입니다. '관해(寬解)'란 병의 증상이 완화된다는 뜻으로 백혈병에서는 골수 및 혈액 속의 백혈병 세포의 숫자를 95%이상 없애는 과정을 의미합니다. 관해유도요법에 사용되는 약제로는 프레드니솔론(prednisolone)이나 덱사메타손(dexamethasone), 빈크리스틴(vincristine)과 엘-아스파라기나아제(L-asparaginase) 등이며, 위험군에 따라 다우노마이신(daunomycin)이나 독소루비신(doxorubicin, 제품명 Adriamycin)을 추가합니다.

이 과정이 끝나면 중추신경계에서의 재발을 방지하기 위한 예방 치료로서 공고요법(consolidation)을 시행합니다. 이 시기에는 척수강 내로 메토트렉사트(methotrexate)나 시타라빈(cytarabine, Ara-C) 등의 항암제를 투여하는데, 중추신경계는 단단한 막으로 싸여 있어서 경구용이나 주사용 항암제가 잘 투과하지 못하므로 이러한 치료 과정이 반드시 필요합니다. 또한 남아의 경우 진단 당시 고환 침범이 있다면 항암제가 잘 들어가지 못하는 부위이므로 고환에 방사선 조사를 하게 됩니다. 공고요법이 끝난 뒤에는 중간 유지요법(interim maintenance)과 후기 강화요법(delayed intensification)을 시행합니다.

이후 남아 있는 백혈병 세포를 장기간에 걸쳐 없애는 과정으로서 유지요법(maintenance chemotherapy)을 시행합니다. 유지요법은 중간 유지요법 시작일을 기준으로 남아의 경우 약 3년, 여아의 경우 약 2년 동안 지속하며, 이 기간에는 6-메르캅토퓨린(6-mercaptopurine)을 매일 복용하고, 1주일에 한 번 메토트렉사트를 복용하게 됩니다. 또한 4주에 한 번씩 빈크리스틴과 함께 스테로이드(프레드니솔론 또는 덱사메타손)을 투여합니다.

2) 급성골수성백혈병의 치료

급성골수성백혈병의 치료는 관해유도와 관해유도 후 치료로 나뉩니다. 관해유도 시에는 기본적으로 시타라빈과 다우노마이신 혹은 이다루비신(idarubicin)이 중심 치료제이며 치료 지침에 따라서는 에토포시드(etoposide)를 추가하기도 합니다. 관해유도 후 치료에는 세 가지가 있습니다. 첫째는 지속적인 항암치료, 둘째는 자가 조혈모세포이식, 셋째는 동종 조혈모세포이식입니다.

지속적인 항암치료는 관해유도 후 강화요법을 시행한 후 공고요법을 하는 것으로 구성됩니다. 강화요법은 고용량 시타라빈 중심이며, 관해유도 후 5~6회 항암치료를 하고 종료합니다. 고용량 시타라빈의 사용과 지지요법의 발달로 최근 치료 성적이 많이 향상되었지만, 백혈병 세포의 항암제에 대한 저항성과 재발이 가장 큰 문제입니다.

자가 조혈모세포이식은 조직적합성 항원이 일치하는 형제나 타인이 없을 때 선택할 수 있는 치료로, 동종 조혈모세포이식에 비해서는 생착(生着, 이식된 조혈모세포가 환아의 골수에 안정적으로 정착하여 정상적 조혈 기능을 회복하는 것)이 빠르고, 이식편대숙주병(移植片對宿主病, graft-versus-host disease, 골수이식 후 발생하는 면역질환의 일종, 뒤에서 자세히 설명됨)이 없다는 장점이 있지만, 자가 조혈모세포를 주입할 때 백혈병 세포가 섞여 들 수 있다는 단점이 있습니다.

동종 조혈모세포이식은 형제간에 이식하는 경우와 타인의 것을 이식하는 경우가 있습니다. 만약 조직적합성 항원이 일치하는 형제나 타인이 있다면 관해유도 및 강화요법 후 이식을 하게 됩니다. 동종 조혈모세포이식은 단기 부작용과 장기 후유증이 있을 수 있으므로, 최근에는 급성골수성백혈병에서도 예후인자와 치료 반응을 보아가며 시행 여부를 결정합니다.

3) 만성골수성백혈병의 치료

만성골수성백혈병은 필라델피아 염색체(Philadelphia chromosome)라는 것의 존재 여부에 따라 성인형과 연소성(年少性)으로 나뉩니다. 성인에 비해 소아와 청소년에서는 발생 빈도가 매우 낮습니다. 과거에는 여러 가지 약제로 증상 발현을 억제하며 가능한 한 빨리 동종 조혈모세포이식을 시행하는 것이 유일한 완치 방법이었으나, 여러 가지 부작용이 수반되는 수가 많았습니다. 그런데 필라델피아 염색체가 있는 성인형 만성골수성백혈병의 경우 치료제 이마티닙 메실산(Imatinib Mesylate, Gleevec®)이 나오면서 획기적인 전환점을 맞게 되었고, 이후 글리벡보다 더 발전된 차세대 표적항암제들이 등장하고 있습니다.

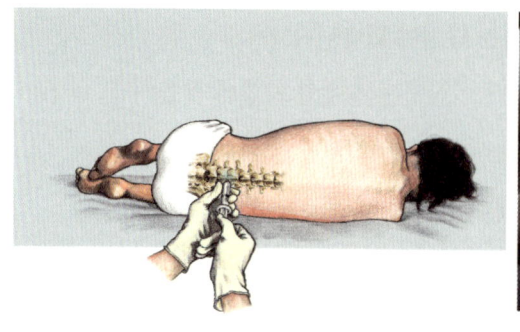 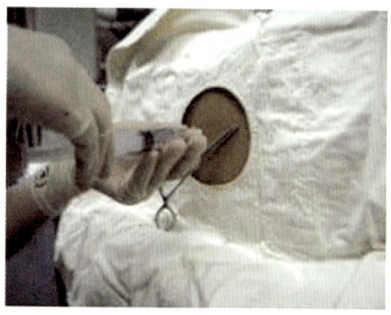

〈그림〉 척수강 내 약물요법의 예시(좌)와 실제 검사 모습(우)

44. 척수 주사는 어떤 경우에 놓는 건가요?

급성백혈병의 경우 중추신경계에서 재발되는 경우가 많아 척수강 내 약물요법(척수 주사)으로 재발을 예방합니다. 진단 시 백혈병이 중추신경계까지 퍼져 있을 때에는 더욱 강력한 척수강 내 약물요법을 시행하게 되고, 방사선치료까지 병행하는 경우도 있습니다. 척수 주사에 쓰이는 약제로는 메토트렉사트, 시타라빈 등이 있습니다.

45. 조혈모세포이식을 꼭 해야 하나요?

표준위험군(standard-risk group)이나 고위험군(high-risk group)의 급성림프모구백혈병은 대개 항암화학요법만으로도 완치가 가능합니다. 하지만 표준위험군이나 고위험군이라 할지라도 초기 치료에 반응이 좋지 않은 경우, 재발한 경우 등에는 의료진의 판단에 따라 동종 조혈모세포이식을 시행해야 합니다. 또한 백혈병 세포가 불량한 예후인자로 알려진 특정 염색체의 이상(필라델피아 염색체검사 양성 반응 등)을 보였을 때는 최고위험군(very-high-risk group)으로 분류되며, 이 경우 통상적인 항암화학요법만으로는 예후가 매우 불량하기 때문에 동종 조혈모세포이식을 해야 합니다.

급성전골수성백혈병(acute promyelocytic leukemia)의 경우에는 다른 종류의 급성골수성백혈병과 달리 항암화학요법만으로도 80% 이상의 높은 완치율을 기대할 수 있습니다. 급성전골수성을 제외한 일반적인 급성골수성백혈병에서는 세포 유전학적 특징, 치료에 대한 반응 정도에 따라 위험군을 분류해 항암치료만을 할지 조혈모세포이식을 시행할지를 결정합니다.

만성골수성백혈병의 경우, 과거에는 조혈모세포이식만이 유일한 완치 방법이었으나 표적항암제인 글리벡에 의해 별다른 부작용 없이 조절되는 환아들이 늘어감에 따라 조혈모세포이식의 시행 여부 및 이식 시기 등에 대한 추가 연구가 필요합니다.

46. 소아 백혈병의 일반적인 예후를 알고 싶습니다.

소아 백혈병의 예후는 세부 아형이 무엇인지, 어떤 위험군인지, 무슨 치료를 했으며 치료에 대한 반응이 어떠한지에 따라 매우 다양합니다. 그러나 무엇보다 중요한 것은 최근 30여 년간 소아 백혈병의 치료 성적이 꾸준히 향상돼왔다는 사실입니다. 이는 백혈병과 관련된 분자생물학적 진단 기술의 발전, 효과적인 항암제의 개발, 항암치료 중 지지요법(supportive care, 항암치료의 부작용에 대처하며 환자들이 치료에서 겪는 어려움을 가능한 한 덜어주는 요법)의 발전, 동종 조혈모세포이식 기법의 향상 등에 힘입은 바 큽니다.

소아 급성림프모구백혈병의 경우 예후가 비교적 양호해 약 75~80%에서 완치가 가능합니다. 특히 표준위험군에서는 90% 내외의 완치율을 기대하고 있습니다. 또한 예후 불량군으로 동종 조혈모세포이식을 시행할 때도 이식의 종류에 따라 30~70%의 완치율을 보입니다. 급성골수성백혈병의 경우 세포유전학적 특징과 치료에 대한 반응 정도에 따라 항암화학요법만을 시행할지 동종 조혈모세포이식을 시행할지를 결정하는데, 전체적으로 40~60%의 완치율을 기대할 수 있습니다. 소아청소년의 만성골수성백혈병은 앞에서 말한 바와 같이 표적항암제인 글리벡으로 대다수의 환아가 장기 생존이 가능합니다.

47. 백혈병이 재발했다는데, 이번엔 어떻게 치료를 하지요?

백혈병은 일단 치료가 끝난 후에도 재발 위험을 감안해 지속적인 경과 추적이 필요하기 때문에 정기적으로 혈액검사를 하게 됩니다. 치료 중에 혹은 치료 종결 후의 추적 과정에서 백혈병이 재발했다고 의심되는 경우, 골수검사를 포함한 전신적인 평가, 특히 재발이 일어나는 주된 부위인 고환 및 중추신경계에 대한 평가가 이루어집니다. 재발이 확인되고 그 범위가 판단되면 강화된 항암화학요법을 시행하고, 경우에 따라 뇌나 척수 등에 국소적인 방사선 조사를 하기도 하며, 동종 조혈모세포이식을 강력하게 고려합니다. 재발 이후의 치료는 첫 진단 후의 치료와는 달리 이미 투여된 항암화학제의 부작용으로 다양한 정도의 장기 기능 손상이 있을 수 있으므로 치료약제의 선택과 용량 결정에 신중을 기해야 합니다. 재발 시기, 재발 전 치료의 강도, 환아의 현재 상태, 백혈병 세포의 유전학적 이상 등 여러 예후인자를 고려해 치료 방침을 정합니다.

백혈병이 재발하면 동종 조혈모세포이식 등 적극적인 치료에도 불구하고 장기 생존율은 높지 않은 것이 사실입니다. 그러나 신약 개발 등으로 치료 방법이 하루가 다르게 발전하고 있는 만큼, 희망을 잃지 마시고 의료진과 꾸준히 의논하면서 최선의 치료를 받으십시오.

백혈병은 그리스어의 '희다'는 말과 '피'라는 말을 조합한 용어로, 이 병에 걸린 사람의 피를 뽑아서 실온에 뒀더니 하얗게 보였다는 데서 유래했다. 백혈병 세포는 골수의 정상 혈액세포가 어떠한 원인으로 인해 암세포로 바뀐 것이다. 일단 생겨난 백혈병 세포는 끝없이 증식하여 정상 혈액세포가 자라날 공간을 차지하고, 따라서 정상적인 혈구 생성(조혈작용)이 방해를 받아 적혈구, 백혈구 및 혈소판의 수가 줄어들게 된다. 정상적인 백혈구 수가 감소하면 인체의 면역력이 떨어져 세균 감염에 의한 패혈증(균혈증, 전신의 혈액에 균이 퍼지는 상태)을 일으킬 수 있고, 적혈구의 감소는 빈혈 증상(어지러움, 두통, 호흡곤란)을 불러오며, 혈소판의 감소는 출혈 경향을 일으킨다.

소아 청소년 뇌종양

48. 소아 뇌종양에는 어떤 것들이 있습니까?

뇌종양(brain tumor)이란 두개골 안에 생기는 모든 종양, 즉 뇌와 그 주변 구조물에 발생하는 종양을 포괄적으로 가리키는 말입니다. 소아 뇌종양은 소아암 중에서 백혈병 다음으로 많고 고형종양 중 제일 흔한 것입니다. 뇌종양은 여러 기준에 따라 분류할 수 있습니다. 조직의 악성도에 따라 양성종양과 악성종양으로, 발생 위치에 따라 뇌 천막(天幕) 상부종양과 하부종양으로 나누며, 조직학적인 아형에 따라 성상세포종, 수모세포종, 뇌실막세포종, 두개인두종, 수막종 등으로 다양하게 구분하기도 합니다. 그중 흔한 것을 보면, 각종 교종이 전체의 50%로 가장 많고 수모세포종이 20%, 상의세포종이 10%, 두개인두종 9% 정도입니다.

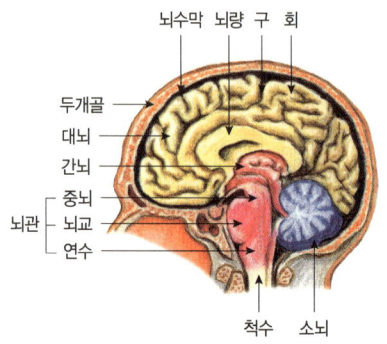

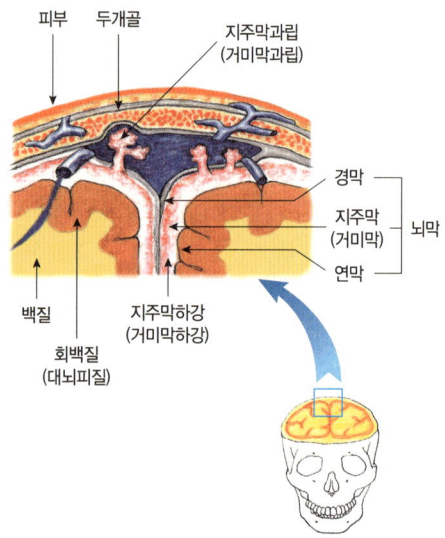

〈그림〉 소아의 정상 뇌구조와 뇌 주변 구조물들

소아기에 흔히 발생하는 뇌종양을 살펴보면 다음과 같습니다.

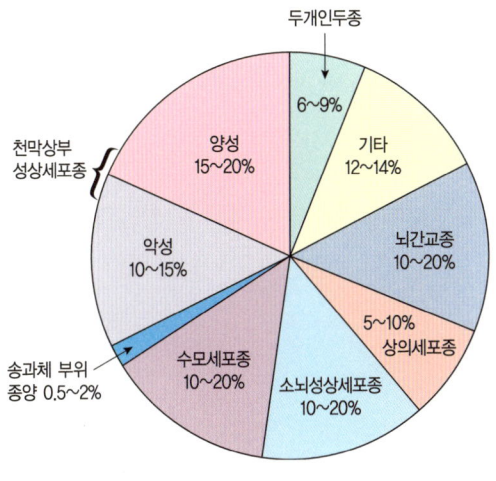

〈그림〉 소아 뇌종양의 종류와 빈도

1) 성상세포종(astrocytoma)

교종(膠腫, glioma, 신경교종)은 신경 조직의 하나인 교세포(glial cell, 신경아교세포)라는 것에서 발생합니다. 성상세포종(星狀細胞腫, 별세포종)은 교종의 한 갈래로서 종류가 매우 다양하며 분화 정도나 악성도에 따라 저등급과 고등급으로 나뉩니다. 교모세포종(glioblastoma)은 성상세포종 중 가장 고등급에 속하며 예후가 불량한 악성 뇌종양입니다.

대뇌의 성상세포종은 뇌백질부에서 발생해 뇌의 정상 조직 사이로 신경섬유를 따라 방사선 또는 손가락 모양으로 퍼지기 때문에 국소 기능 소실이 거의 없거나 경미하고, 뇌척수액 순환 경로의 폐쇄로 뇌압 상승 증상만 나타나는 경우가 흔합니다. 국소 징후는 종양의 발생 위치에 따라 다양하며, 30~60%에서 발작이 나타납니다. 조직 소견은 주로 양성인 저등급(1, 2단계)이 많고 흔히 낭종성입니다. 소뇌의 경우 대부분 소뇌 반구에서 발생하고 드물게 소뇌 충부(중앙부)에서도 생깁니다. 소뇌 반구는 대부분 낭종성이며, 소뇌 충부의 종양은 대개 고형성입니다. 증상은 서서히 출현하며 뇌압 상승 징후, 운동장애를 나타냅니다.

2) 수모세포종(Medulloblastoma)

수모세포종(髓母細胞腫)은 소뇌 중앙부에서 자라 제4뇌실을 채우고 주위 소뇌 반구를 침범합니다. 이 종양은 빨리 자라며, 뇌척수액로를 통해 전이를 일으키기도 합니다. 뇌압 상승 징후, 운동장애, 뇌신경 마비 징후, 의식장애 등의 증상을 나타냅니다. 소아에서는 가장 흔한 악성 종양 중 하나이지만 최근에 치료 성적이 매우 향상된 대표적인 소아청소년 뇌종양이기도 합니다.

3) 뇌실막세포종(Ependymoma)

주로 소아(특히 5세 미만)들이 걸리는 뇌실막세포종(상의세포종)은 제4뇌실벽에서 발생하는 것이 가장 흔하고, 이어 측뇌실, 제3뇌실, 척수 등의 순으로 많이 생깁니다. 천막 상부에서는 뇌실 주변 등 뇌실과 연관되어 위치하지만 때로는 순전히 대뇌반구 뇌실질에만 존재하기도 합니다. 뇌압 상승 징후, 간질, 국소 징후가 나타날 수 있고, CT나 MRI에서 낭종(囊腫)성 변화나 석회화(종양 내부에 석회질이 침착되는 상태)가 보이기도 합니다. 천막 하부(후두와)

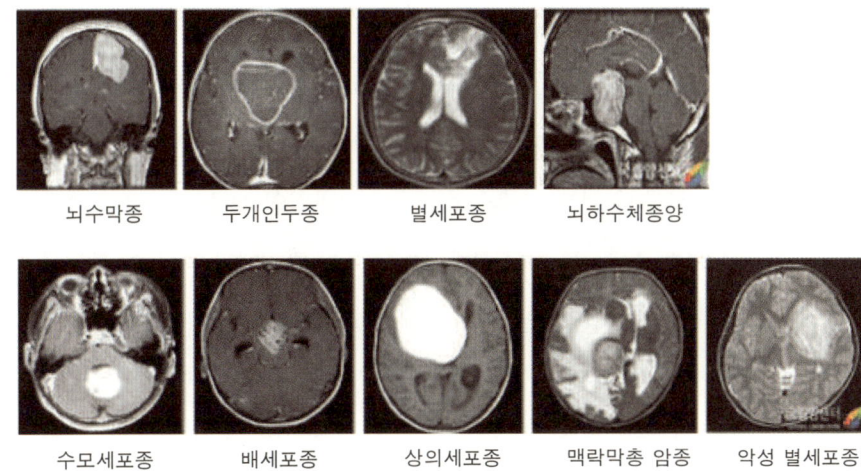

〈그림〉 소아에게 흔히 발생하는 대표적인 양성 및 악성 뇌종양

에서 생기는 경우는 대부분 제4뇌실 바닥에서 발생하고, 대체로 경계가 분명하고 균일합니다. 증상으로는 뇌압 상승, 경부 강직 또는 경부 근육통 등을 나타냅니다.

4) 두개인두종(Craniopharyngioma)

두개인두종(頭蓋咽頭腫)은 뇌의 바닥 쪽에 있는 뇌하수체 주머니(Rathke's pouch)로부터 발생합니다. 대부분 양성이고 자라는 속도도 완만하지만 종양 제거 후에도 일부는 국소적으로 재발됩니다. 흔한 징후는 뇌압 상승, 시력-시야장애, 내분비장애입니다. 낭종과 고형종이 섞여 있고 석회화를 보입니다.

5) 뇌간교종(Brainstem glioma)

뇌간교종(腦幹膠腫)은 신경교종의 한 종류로서 뇌의 부위 중 중뇌, 뇌교(다리뇌), 연수(숨뇌)에서 발생하는 종양을 말합니다. 그러나 예후와 치료, 임상 양상 등이 일반적인 교종과 다르기 때문에 교종 중에서도 따로 분류하는 경우가 많습니다. 발음이 부정확해지고, 음식을 삼킬 때 사레가 잘 들리며, 사시가 생기고, 안면 신경이 마비되어 웃을 때 한쪽 얼굴만 움직이는 등 다발성 뇌신경 장애가 올 수 있으며, 걸을 때 중심을 잘 잡지 못하고, 한쪽 팔과 다리의 마비가 올 수 있고, 정신 징후, 행동 변화 등이 생길 수 있습니다. 소아에게 발생하는 뇌종양 중 예후가 가장 나쁩니다.

6) 배세포종(Germ cell tumor)

중추신경계의 배세포종(胚細胞腫)은 비교적 드문 종양이며, 주로 소아 연령에서 발생하는 것으로 알려졌습니다. 서구보다는 한국, 일본, 대만 등 동아시아 지역에서 발생빈도(전체 뇌종양 중 5~15%)가 높습니다. 뇌압 상승과 요붕증(체내 수분 조절 이상으로 오줌이 지나치게 많이 나오는 병), 시력장애, 뇌하수체 기능 부전이 대표적인 증상이며, 안구 조절 마비, 동공 마비가 나타납니다. 예후는 조직형에 따라 다르지만 대개의 배아종은 완치율이 90% 이상으로 매우 양호합니다.

7) 비정형 기형/횡문양종양(atypical teratoid/rhabdoid tumor, ATRT)

가장 최근에 병리학적 분류가 명확해진 소아 뇌종양입니다. 소아의 전 연령에 걸쳐 발생하지만 전체 환아의 약 70~75%가 3세 이전에 생기고 성인에게는 아주 드뭅니다. 매우 공격적인 악성종양으로 수술, 방사선치료, 항암화학요법 등의 적극적 치료에도 불구하고 예후가 아주 나쁩니다.

49. 뇌종양이라면 모두 악성인가요?

아닙니다. 다른 부위의 종양들과 마찬가지로 뇌종양도 양성과 악성으로 나뉩니다. 양성 뇌종양은 뇌수막종, 두개인두종, 성상세포종, 혈관종, 낭종(囊腫) 따위이며, 수술로 제거하면 재발할 확률이 낮습니다. 하지만 악성세포를 포함하지 않더라도 뇌의 생명기관과 인접해 있으면 수술로 제거하기가 어려운데, 이때는 비록 양성이라 하더라도 예후가 좋지 않아서 약물치료, 방사선치료 등을 병행하기도 합니다.

악성 뇌종양은 수모세포종, 배세포종, 상의세포종, 악성 별세포종, 맥락막총(脈絡膜叢) 암종 등으로, 악성세포를 포함합니다. 이 종양들은 급속히 성장해 주위 조직을 침범합니다. 종류에 따라서 치료 방침을 결정하는데 가능한 한 수술로 완전 절제하는 것이 좋으며, 방사선치료와 항암화학요법을 병용합니다.

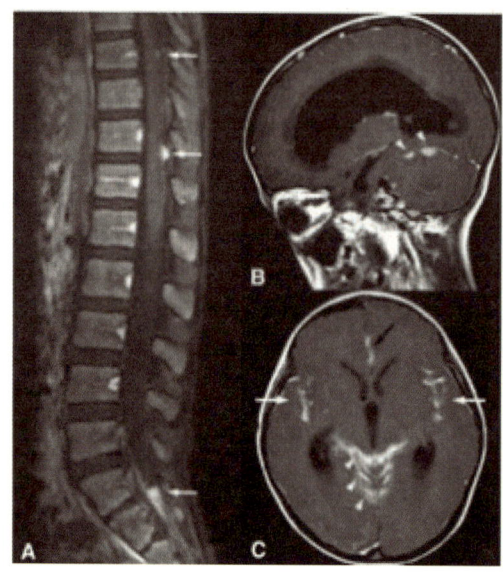

〈그림〉 수모세포종의 뇌척수 전이(화살표)를 보여주는 MRI 소견.

50. 뇌종양도 몸의 다른 부위로 전이가 되나요?

뇌종양이 신경계 밖으로 전이되는 경우는 극히 드뭅니다. 미국의 한 연구에서는 전체 뇌종양의 약 0.9%(1,011명 중 10명)에서 신경계 외부로의 전이를 보였다고 보고한 바 있습니다. 그러나 신경계 내에서의 국소재발, 뇌실과 척수강 내 전이(파급)는 종종 발생합니다. 이에 대한 진단은 두부 및 척수 MRI검사, 뇌척수액 검사 등을 통해 이루어지며 PET(positron emission tomography, 양전자방출단층촬영)검사로도 진단할 수 있습니다.

뇌실 내 혹은 척수강 내 파급이 발생했을 때는 진행된 병기로 간주해 수술, 방사선치료, 항암화학치료 등을 보다 적극적으로 시행하게 됩니다. 재발의 경우, 상황에 따라 재수술, 방사선치료, 항암화학요법을 병용하여 치료합니다. 또한 재발하면서 처음 것보다 조직학적으로 악성으로 바뀌었을 수가 있는데, 이 경우에는 예후가 불량합니다.

51. 뇌종양을 의심할 수 있는 증상은 무엇인가요?

뇌종양의 증상은 종양의 위치, 종류, 환아의 나이, 그리고 종양의 성장 속도에 따라 매우 다양하게 나타납니다. 두개(頭蓋) 내에서 종양이 커졌을 때의 주된 증상은 뇌압 상승에 의한 증상과 주변 신경을 압박하여 생기는 국소적 신경증상입니다. 대뇌(천막 상부) 종양은 국소 신경증상과 경련을 일으킬 수 있습니다. 또는 성격 변화가 첫 증상으로 나타나기도 합니다. 소뇌(후두개〔後頭蓋〕내)에 발생하는 종양은 뇌척수액 통로를 막아 수두증(水頭症, 뇌실 내 공간에 수액이 과도하게 증가되어 그 부분이 확대된 상태)과 뇌압 상승으로 이어집니다. 이런 경우 아이가 처지거나 보채고, 행동을 과다하게 하거나 잘 잊어버리고, 학교 성적이 떨어질 수도 있습니다. 뇌압이 증가하면 두통, 구토, 사물이 두 개로 보이는 복시(複視), 유두부종(시신경 압박에 의해 생기는 부종)이 나타나고 대천문(大泉門, 영유아의 머리에서 미처 뼈가 형성되지 않아 말랑말랑한 가운데 부분)이 팽대되고 머리가 커집니다. 그러나 초기에는 증상이 거의 없을 수도 있습니다.

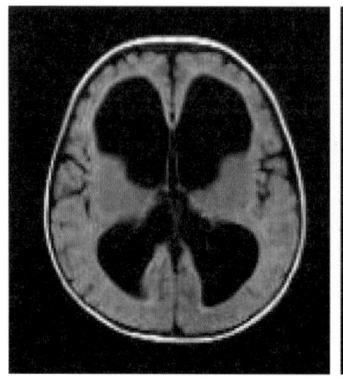 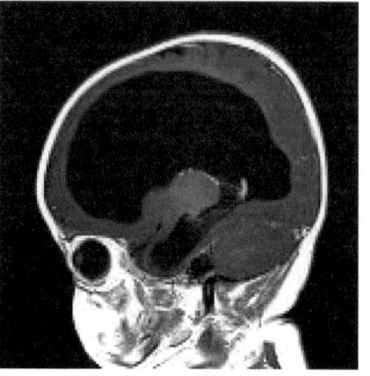

〈그림〉 뇌종양으로 인한 수두증 소견. 뇌실이 비정상적으로 커져 있다.

뇌종양의 주요 증상을 정리하면 다음과 같습니다.

―두통: 점진적으로 시작되며 점차 빈도와 강도가 증가한다. 누운 자세에서 뇌압이 상승하므로 밤에 두통으로 깨기도 하며, 아침에 일어날 때 제일 심하다.
―구토: 누워 있는 자세일 때 잘 일어난다. 오심(메스꺼움)을 동반하지 않는 것이 보통이다.
―피곤: 허약해지고 피곤해하며 낮잠을 오래 자고 정상적인 활동이 감소한다.
―성격의 변화: 기분이 좋지 않고 기억, 지능이 감퇴한다.
―경련과 발작
―마비, 팔다리의 감각 저하, 보행 장애, 균형감각 저하
―말투의 변화
―뇌압 상승으로 인한 증상: 영아의 경우 대천문이 부풀어 나

오고, 머리가 커지고, 두피 정맥들이 두드러져 보인다.
―사시나 복시: 제 3, 6 뇌신경의 마비에 의해서 온다.
―오줌이 지나치게 많은 요붕증과 그 외 호르몬 이상: 드물게 나타나지만 반드시 뇌종양 감별이 필요한 증상이다.

52. 척수종양은 뇌종양과 어떻게 다르지요?

척수종양이란 말 그대로 척수(脊髓, 신경계 중추 가운데 척추 안에 들어 있는 부분)에 생기는 종양으로, 척수강에 전이된 것이 아니라 원발 위치가 척수인 종양을 가리킵니다. 소아의 척수종양은 뇌종양에 비해서는 매우 드물며(전체 중추신경계 종양의 약 0.5~1%), 따라서 진단이 쉽지 않은 경우도 있습니다. 뇌압 증가에 따라 두통이 유발되는 뇌종양과 달리 척수종양이 있는 소아들은 대개 허리의 통증을 호소하는데, 이 통증은 누워 있으면 심해지고 앉으면 호전되는 양상을 보입니다. 그 외에도 아래와 같은 증상을 호소할 때는 척수종양의 가능성을 생각해야 합니다. 그러나 이런 증상들이 대개 비특이적이기 때문에 종양을 떠올리기가 쉽지 않으며, 척수의 어느 부위에 종양이 생기느냐에 따라 증상이 다양하게 발현됩니다.

―허리가 굽혀지지 않음
―척추 주위 근육의 강직
―척추 측만증(옆굽음증)이나 후만증(뒤굽음증)의 진행

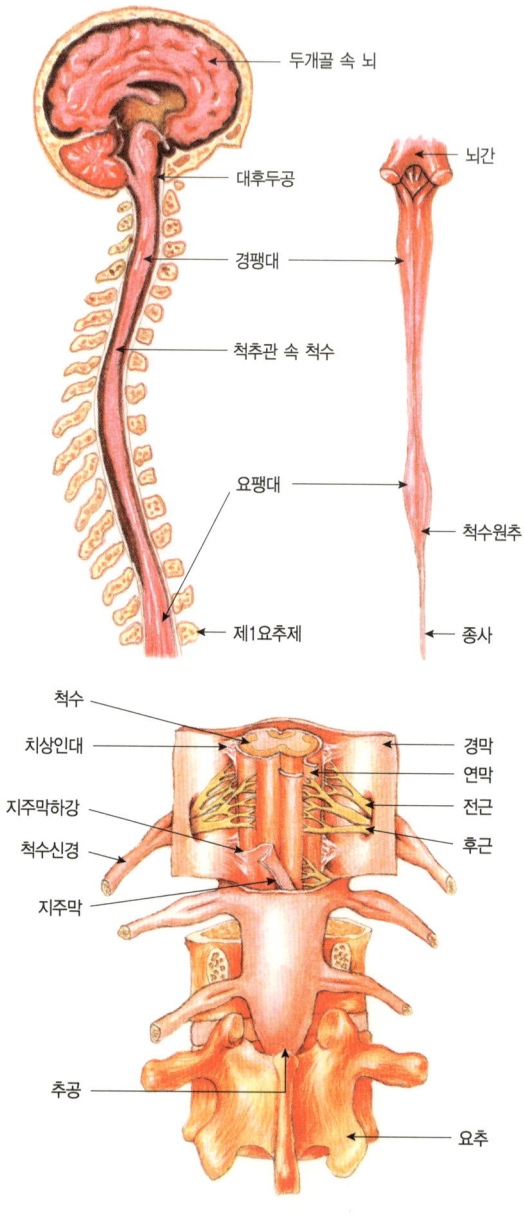

〈그림〉 정상 척수의 단면도

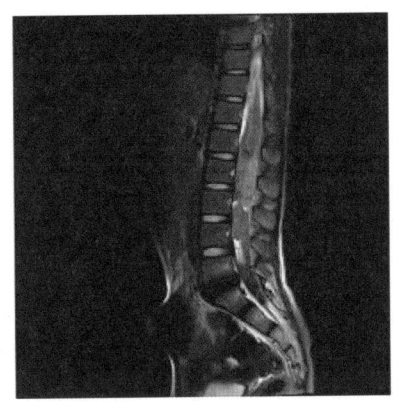

〈그림〉
척수 종양이 있는
7세 여아의 MRI 소견

─보행 장애
─팔다리의 힘이 빠짐
─배변이나 배뇨 기능의 이상으로 변비, 변실금이나 요실금 등이 발생
─하지(下肢)의 감각 이상

척수종양은 발생 위치에 따라 크게 다음의 세 범주로 구분됩니다.

─수질내(髓質內) 종양: 조직학적으로 주로 교종이나 뇌실막세포종이 흔하다.
─수질외-경막내(硬膜內) 종양: 주로 신경섬유종증과 연관된 신경섬유종이 흔히 발생하며, 청소년기 여성의 경우 수막종이 발생하기도 한다.

―경막외 종양: 주로 중배엽(中胚葉) 기원의 종양이 많이 발생하며, 신경모세포종의 척수 침범 등에 의해 생기기도 한다(중배엽이란 동물 배아의 분열 증식 초기에 형성되는 세 개의 세포층 중 내배엽과 외배엽 사이에 있는 것으로, 이로부터 골격과 근육, 순환 계통 및 내장 기관 따위가 생긴다).

척수종양의 치료 역시 수술적 절제가 가장 중요하며, 특히 기능적 손상을 남기지 않고 최대한 절제하는 것이 필요합니다. 그 이후 조직학적 진단이나 종양의 위치, 전이 여부, 완전 절제 여부 등에 따라 항암화학치료나 방사선치료 등을 병행하기도 합니다. 소아의 척수종양은 매우 드물기 때문에 예후나 치료에 대해 연구할 점이 많이 남아 있습니다.

53. 뇌종양은 반드시 수술을 해야 하나요?

대부분의 뇌종양에서 수술은 아주 중요한 치료법입니다. 수술의 목적은 종양의 크기와 위치, 절제 정도 등에 따라 초점이 조금씩 달라지는데, 크게 보아 종양의 완전 또는 부분 적출, 정확한 병리 진단, 증상 완화와 삶의 질 향상 등으로 분류할 수 있습니다.

수술을 통해 정확한 진단이 가능하고, 두개(머리뼈) 내압 상승 등의 응급 증상을 해결할 수 있으며, 방사선치료나 항암화학요법의 효과를 높일 수 있습니다. 원칙적으로는 모든 뇌종양에서 수술적 제거가 필수적이며 '눈에 보이는 종양은 모두 제거한다' 는 것이 수술의 기본 원칙이지만, 뇌가 워낙 중요한 기능을 수행하는 곳인 만큼 종양의 완전 절제 시에 발생할 수 있는 신경학적 후유증까지 고려하여 최적의 수술 범위를 결정해야 합니다. 종양의 완전 제거가 불가능한 경우라도, 종양이 커지면서 종양 내에 산소가 부족해지면 저산소 상태에 빠진 종양세포의 악성도가 높아지고 항암화학요법이나 방사선치료에 저항성을 갖게 되므로 부분 적출을 시행해 방사선이나 항암제의 효과를 증대시킬 수 있습니다.

그러나 배세포종과 같이 항암화학요법에 반응이 매우 좋은 종양의 경우엔 조직검사만 하고 종양 제거술은 시행하지 않을 수도 있고, 종양이 뇌의 중심부에 깊이 있거나 운동중추, 언어중추 같은 곳에 위치하면 수술이 아예 어려울 수도 있습니다.

54. 어린아이에게도 항암치료를 시행합니까?

수술과 방사선치료, 항암치료는 대표적인 뇌종양 치료법들이며, 뇌종양의 종류에 따라 이들 치료법을 단독으로 시행하거나 병행합니다. 즉 수술만 하거나, 수술 후 방사선치료만을 시행하거나, 수술 후 항암화학요법만을 하거나, 수술 후 방사선치료와 항암화학요법을 모두 하거나, 수술을 하지 않고 조직검사 후 항암화학요법과 방사선치료를 시행하는 등 매우 다양한 조합으로 치료가 진행됩니다.

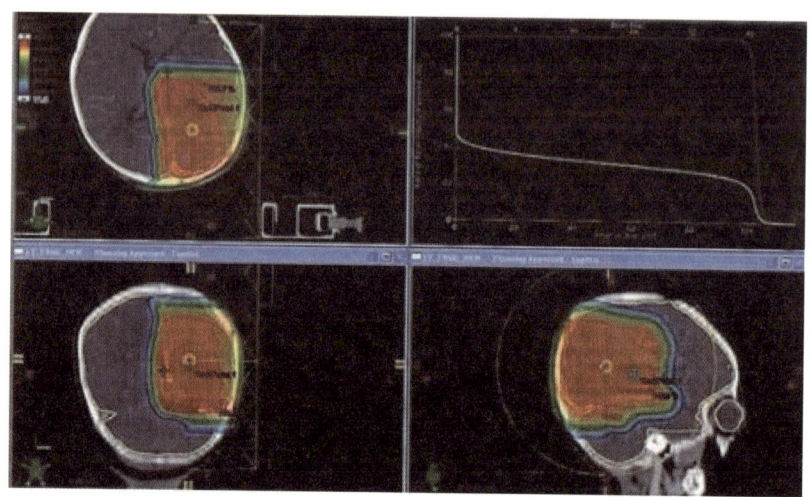

〈그림〉 고등급 교종이 있는 1세 남아의 양성자치료 모식도. 양성자치료처럼 진일보한 방사선치료 기술은 방사선치료의 한계 연령을 낮추는 데에 기여하고 있다.

    항암치료가 효과적인 뇌종양으로는 소뇌에 발생하는 수모세포종, 대뇌에 생기는 원시신경외배엽종양, 생식세포종양 등이 대표적입니다. 교종, 비정형 기형/횡문양종양 치료에도 항암제를 사용하며, 뇌실막세포종에서도 경우에 따라 항암치료가 시도되고 있습니다.

    방사선치료를 할 경우 후유증이 우려되는 어린아이(대개 3세 미만)는 항암화학요법이 치료의 근간이 되며, 정맥 내 항암제 투여와 척수강 내 주사 등을 적극적으로 시행합니다.

55. 방사선치료가 소아 환자에겐 해롭다던데요?

방사선치료는 뇌종양에 효과적인 치료법 중 하나로 대부분의 뇌종양에서 오랫동안 시행되어 왔습니다. 특히 소아에게 잘 발생하는 수모세포종, 생식세포종양, 뇌실막세포종, 그리고 비정형 기형/횡문양종양과 같은 악성 뇌종양들은 방사선치료의 필요성이 큽니다. 그러나 나이 어린 환자에게 적극적 방사선치료를 실시하면 신경학적 후유증이 많이 발생한다는 것이 알려졌고, 특히 영유아는 향후 신경인지기능에 부작용이 생길 수 있기 때문에 방사선치료를 할 수 없는 경우가 많습니다. 그런데 최근에는 양성자치료 등 새로운 방사선치료 기술이 발전하면서 방사선치료가 가능한 연령이 조금 더 어려지는 경향이 있습니다.

56. 모든 뇌종양에서 조혈모세포이식이 필요한 것은 아니죠?

대부분의 소아 뇌종양에서는 수술, 방사선치료, 일반적 항암화학요법만으로 치료를 종결합니다. 그러나 예후가 아주 나쁠 것으로 예상되는 경우, 치료 후 재발한 경우, 그리고 방사선치료를 했을 때 신경학적 후유증이 우려되는 3세 이하 소아의 경우에는 이러한 통상적 치료만으로는 높은 치료 성공률을 기대하기가 어렵습니다. 따라서 고위험 뇌종양에서는 고용량의 항암화학요법을 시행한 후에 미리 모아둔 자신의 조혈모세포를 이식하는 자가 조혈모세포이식을 시행하는 것이 일반적입니다.

국내 여러 의료기관에서도 수술, 방사선치료, 항암치료 후에 재발한 수모세포종이나 원시신경외배엽종양, 배세포종양, 새로 진단받은 원시신경외배엽종양, 비정형 기형/횡문양종양, 그리고 수모세포종 중 예후가 불량한 조직아형일 경우, 수술 후에도 잔여 종양이 남거나 이미 전이가 된 고위험군, 혹은 3세 미만에 발생한 수모세포종 등에서 고용량 항암치료 후에 자가 조혈모세포이식을 시행하고 있습니다.

57. 뇌종양 치료 후 호르몬제와 항경련제는 왜 복용하나요?

소아 뇌종양 자체로 인해, 또는 치료의 후유증으로 내분비계 장애가 발생하고 그 결과 저신장, 범(汎)뇌하수체기능저하증, 갑상선 기능 이상, 수분대사 장애(요붕증 등) 등이 동반되는 경우가 많은데, 이를 치료하기 위해 호르몬제를 복용합니다. 특히 소아는 성인과 달리 성장하는 과정에 있으며, 뇌종양이 잘 발생하는 연령 역시 사춘기 이전의 한창 자라는 연령이라는 점에서 치료 중 혹은 치료 후에 호르몬요법 등으로 내분비 질환에 대처하는 것은 소아의 장기적 후유증 관리에 매우 중요한 요소입니다. 이러한 내분비 약제의 투여 여부와 투약 종류, 기간 등은 대개 소아내분비 전문의와 상의한 후 결정하게 됩니다.

또한 수술 후 경련 발작이 일어나는 경우가 있으므로 이를 예방 또는 치료하기 위해 항경련제(경기약)를 대개 수술 후 6개월에서 1년 정도 복용한 후 서서히 감량하여 끊게 됩니다.

58. 일반적으로 소아 뇌종양의 예후는 어떤가요?

소아 뇌종양의 종류, 조직학적 아형(亞型), 발생 연령, 진단 당시의 뇌척수강 파급 여부 등 제반 조건에 따라 예후와 생존율은 매우 다릅니다. 일반적으로 말한다면 소아 뇌종양은 어른의 경우에 비해 상대적으로 예후가 좋으며 완치율이 60~70% 정도 됩니다. 양성 뇌종양의 경우, 수술로 제거가 잘 되었다면 장기 생존율이 75~100%에 이르기도 합니다. 수술로 완전한 제거가 어려운 뇌의 깊은 부위에 있는 종양은 항암치료나 방사선치료로 어느 정도 효과를 기대할 수 있습니다.

소아에서 가장 흔한 악성 뇌종양인 수모세포종은 과거에 30~40%에 불과하던 장기 생존율이 최근엔 수술 및 방사선치료 기법의 발전과 복합 항암화학요법의 도입 등에 힘입어 70~80%까지 향상되었습니다. 그러나 아직도 치료율이 이에 미치지 못하는 악성 뇌종양들도 있습니다. 예컨대 뇌간교종이나 비정형 기형/횡문양종양 같은 경우, 치료가 상당히 어려워서 보다 효과적인 새 치료제와 치료 기술의 개발이 절실히 요구됩니다.

뇌종양의 주요 증상 ① 두통: 점진적으로 시작되며 점차 빈도와 강도가 증가한다. 누운 자세에서 뇌압이 상승하므로 밤에 두통으로 깨기도 하며, 아침에 일어날 때 제일 심하다. ② 구토: 누워 있는 자세일 때 잘 일어난다. 오심(메스꺼움)을 동반하지 않는 것이 보통이다. ③ 피곤: 허약해지고 피곤해하며 낮잠을 오래 자고 정상적인 활동이 감소한다. ④ 성격의 변화: 기분이 좋지 않고 기억, 지능이 감퇴한다. ⑤ 경련과 발작 ⑥ 마비, 팔다리의 감각 저하, 보행 장애, 균형감각 저하 ⑦ 말투의 변화 ⑧ 뇌압 상승으로 인한 증상: 영아의 경우 대천문이 부풀어 나오고, 머리가 커지고, 두피 정맥들이 두드러져 보인다. ⑨ 사시나 복시 ⑩ 오줌이 지나치게 많은 요붕증과 그 외 호르몬 이상

소아 청소년 림프종

59. 림프종이란 어떤 것입니까?

악성 림프종은 우리 몸 곳곳에 존재하는 림프조직에서 발생하는 것으로, 소아청소년 연령에서 백혈병과 뇌종양 다음으로 많은 종양입니다. 소아 종양의 약 10%를 차지하며, 10~20세의 청소년기에 발생하는 종양의 3분의 1을 차지할 정도로 흔합니다. 림프조직은 온몸에 존재하기 때문에 림프종은 전신 어느 곳에서든지 발생할 수 있습니다.

세포조직학적으로 림프종은 크게 호지킨병(Hodgkin lymphoma, 호지킨림프종)과 비호지킨림프종(non-Hodgkin lymphoma)으로 분류되며, 세부적으로 다양한 아형이 존재합니다. 두 형태 모두 우리 몸의 림프조직에서 발생하지만 임상 증상이나 경과, 병태(病態) 생리, 치료, 예후 등에서 크게 다릅니다. 특히 비호지킨림프종은 아

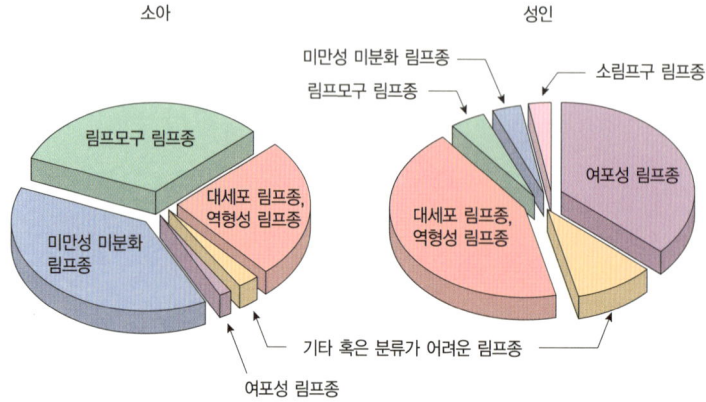

〈그림〉 성인과 소아에서 비호지킨림프종의 아형별 분포 차이. 소아의 경우 성인에서보다 분화가 나쁜 고등급 림프종의 빈도가 높다. (출처 Sandlund JT, Downing JR, Crist WM: 'Non-Hodgkin's lymphoma in childhood', NEJM 1996;334(19):1238-48)

형과 병기에 따라서 치료 지침이 달라지기 때문에 정확한 진단과 병기 결정이 무엇보다도 중요합니다. 호지킨병은 비호지킨림프종보다 상대적으로 치료가 쉽고 예후도 좋지만, 우리나라의 호지킨병 비율이 서구에 비해 상대적으로 적어서 치료에 어려운 점이 많습니다.

호지킨병은 2세 이하의 어린이에게는 거의 없고 10세에서 청소년기에 주로 발생합니다. 원인은 불분명하나 엡스타인-바(Epstein-Barr) 바이러스를 비롯한 바이러스 감염과 연관이 있을 것으로 추측합니다. 특히 선천성이나 후천성 면역결핍 질환을 가진 환아에게 호지킨병의 발생 빈도가 높다고 알려져 있습니다. 대부분이 림프절에서 발생하므로 70% 이상에서 국소적인 림프절 비대가 첫 증상으로 나타납니다. 이와 달리 비호지킨림프종은 림프절 이외의 장기에서도 흔히 발생하므로 진단 시에 이미 장기 침범을 한 경우가 많습니다. 또한 비호지킨림프종에서는 호지킨병에 비해 골수 침범과 중추신경계 침범이 흔하므로 호지킨병에서보다 강력한 항암치료가 필요한 경우가 많습니다.

60. 무슨 증상이 보이면 림프종을 의심할 수 있나요?

앞서 언급한 바와 같이 림프종은 조직형에 따라 주로 생기는 위치가 다르고 종양의 발생 장소에 따라 증상도 다양합니다. 경부(頸部)에서 발생하는 림프종은 대개 우연히 목의 종괴(腫塊, 덩어리)가 만져져서 발견됩니다. 그러나 통증은 없는 경우가 많습니다. 경부 외에 겨드랑이나 쇄골 상부에서 무통성이거나 통증을 동반한 피부 밑 종괴로 발현되기도 합니다.

림프종이 흉부나 종격동(縱隔洞, 심장과 폐, 흉벽으로 둘러싸인 가슴 속 공간)에 생기면 기침이 장기간 지속되거나 호흡곤란을 호소할 수 있습니다. 종양이 빠르게 자라면 기도와 큰 정맥을 압박해 호흡곤란이 심해지고 얼굴이 붓는 위험한 상태(상대정맥증후군)에 빠지기도 합니다.

복부에서 발생하는 경우에는 만성 복통이나 장중첩(창자관의 일부가 그것에 이어지는 창자 안으로 말려 들어가는 것으로 영아들에게 많이 발생), 장폐쇄, 혈변 등의 증상이 나타날 수 있습니다. 또한 림프종 세포가 골수에 침범한 경우에는 빈혈이나 혈소판감소증 등의 혈액학적

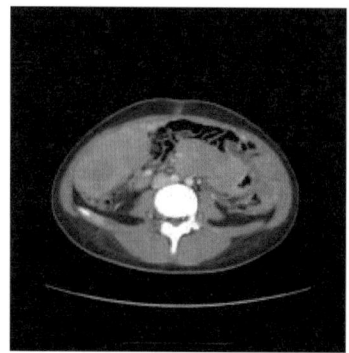 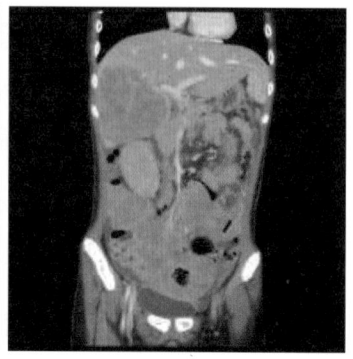

〈그림〉 복부 팽만으로 내원하여 비호지킨림프종으로 진단된 17세 남자의 복부 CT 소견. 복강 내 종괴가 복막과 간에도 번져 있다.

소견이 나타나곤 합니다. 소아에서는 비교적 드물지만, 종양이 중추신경계(뇌와 척수)에서 발생했거나 다른 곳에서 생겨 중추신경계를 침범한 경우에는 두통이나 경련, 뇌압 상승 등의 징후가 나타날 수 있습니다.

호지킨림프종 환아 중에는 원인 불명의 발열, 야간 발한(發汗), 체중 감소(6개월 동안 10% 이상 감소)가 나타날 수 있습니다. 이를 'B증상'이라고 하며, 호지킨림프종이 전신에 퍼져 병이 많이 진행되었을 때 보이는 증상입니다.

이상에서 보듯이 림프종에서만 드러나는 특이적인 증상은 없습니다. 그러나 목이나 쇄골 상부에서 빠르게 커지는 종괴가 만져지고 특히 B증상을 호소하면 림프종이 의심되므로 소아청소년과 전문의의 진찰을 받아야 합니다.

61. 림프종과 백혈병은 무엇이 다른가요?

　백혈병의 한 종류인 급성림프모구백혈병은 림프종과 마찬가지로 혈액계에 속하는 림프구계의 이상 증식으로 발생하는 질환입니다. 임상적으로는 림프종이 국소적인 림프절에서 발생하는 것에 반해, 급성림프모구백혈병은 림프구계의 이상 증식이 우리 몸의 조혈계인 골수에서 발생한다는 점이 다릅니다. 세포학적으로는 유사하지만 림프종은 골수 침범이 없는 경우도 많으며, 백혈병에 비해서 대체로 예후가 양호하고 치료 기간도 보다 짧은 편입니다.

　다만 림프종 세포가 골수를 침범해 골수 세포의 25% 이상이 림프종 세포로 대체되어 있을 경우에는 림프종 세포가 혈액을 통해 전신으로 파급된 것으로 간주해 급성림프모구백혈병에 준한 치료를 시행하게 됩니다.

62. 림프종의 치료 과정도 다양하다지요?

　림프종 치료는 림프종의 조직형과 병기 및 전이 여부 등에 따라 수술적 절제와 항암화학치료 및 방사선치료를 적절히 병행합니다.

　호지킨림프종의 경우 항암치료와 방사선치료에 대한 반응이 매우 좋아서 예전에는 방사선만으로 치료하는 수도 많았습니다. 그러나 호지킨림프종에서 방사선치료 후의 장기 후유증이나 2차암 발생 우려가 제기됨에 따라 최근에는 방사선치료를 생략하거나,

방사선 조사량을 줄이기 위해 항암치료를 병행하는 경우가 많습니다. 주로 쓰이는 항암제 조합은 질소 머스타드계(nitrogen mustard)의 약물과 빈크리스틴(제품명 Oncovin), 프로카바진(procarbazine), 프레드니솔론의 조합(MOPP), 또는 아드리아마이신, 블레오마이신(bleomycin), 빈블라스틴(vinblastine), 다카바진(dacarbazine)의 조합(ABVD) 등입니다.

비호지킨림프종의 치료에는 항암화학요법이 중요합니다. 아드리아마이신, 프레드니솔론, 빈크리스틴, 시클로포스파미드(cyclophosphamide) 등의 항암제를 주로 사용하며, 경우에 따라 에토포시드, 메토트렉사트, 시타라빈, 엘-아스파라기나아제 같은 약제도 씁니다. 중추신경계를 침범하는 경우도 있어 예방을 위해 척수강 내 항암제 주사를 병행하기도 합니다.

림프종은 항암제에 잘 반응하므로 특히 종양이 크고 광범위하게 퍼진 경우에는 항암제에 의해 림프종 세포가 급격히 파괴되면서 종양세포에서 나온 칼륨, 요산, 인산이 신장의 세관(細管)을 막는 요산성신병증(uric acid nephropathy)이 생길 수 있습니다. 이러한 현상을 종양용해증후군(tumor lysis syndrome)이라고 하며, 이를 예방하기 위해 충분한 수액과 알칼리를 공급하고 알로퓨리놀(allopurinol)이나 라스부리카제(rasburicase) 같은 약제를 사용합니다.

1차 치료에 대한 반응이 좋지 않거나 재발하는 경우에는 적절한 구제항암화학요법(1차 항암치료의 실패 후 다음 단계에서 시행하는 항암화학요법을 총괄하는 말)을 시행하며, 이를 통해 종양을 충분히 줄인 후에 추가 재발의 위험을 낮추기 위해 고용량 항암화학요법에 이은 자가 혹은 동종 조혈모세포이식을 하기도 합니다. 구체적인 약제 투여 일정이나 약제 종류는 기관별로 약간씩의 차이가 있을 수 있습니다.

63. 치료 방법 중에 '항체치료' 라는 게 있다던데요?

앞에서 말한 바와 같이 림프종은 수술, 방사선치료, 항암화학치료를 통해 좋은 결과를 내는 경우가 많으나, 림프종이 많이 진행되었거나 항암치료, 방사선치료에 반응이 좋지 않을 것으로 예상되는 경우에는 '단클론성 항체(monoclonal antibody)' 라는 약제를 병행 투여하게 됩니다. 단클론성 항체란 암세포의 표면 혹은 핵에서만 발현하는 물질(항원)에 대한 항체를 말합니다. 이론상 정상 세포는 건드리지 않고 암세포만 공격하므로 고전적인 항암제에 비해 안전하다는 장점이 있으나, 사용할 수 있는 질환이 제한적이라는 단점이 있습니다.

현재 일부 B세포 림프종(미만성 B형 대세포림프종, 버킷림프종)에서 이 항체가 이용되고 있으며(B세포란 항체를 만들어내는 골수림프세포를 말한다), 대표적인 약제는 림프종 세포의 표면에 발현하는 CD20 단백질에 대한 단클론성 항체인 리툭시맵(Rituximab)입니다. 이러한 단클론성 항체의 가장 흔한 부작용은 주입 시에 나타날 수 있는 알레르기 반응인데, 대개 적절한 조치로 해결이 가능합니다.

경우에 따라 다를 수 있지만, 단클론성 항체요법은 단독으로 시행하기보다 항암화학요법과 병행하는 경우가 많습니다. 효과는 항암화학요법만을 썼을 때보다 대체로 좋다고 알려졌습니다. 그러나 소아의 경우 대부분의 단클론성 항체가 건강보험 혜택을 받지 못해서 가격이 비쌉니다. 단클론성 항체를 사용해 림프종 치료를 받을 때는 필요성과 장단점, 부작용에 대해 담당 의사로부터 충분한 설명을 듣는 것이 좋습니다.

64. 림프종의 예후는 대체로 어떻습니까?

대체로 림프종은 소아청소년기에 발생하는 악성종양 중 가장 예후가 좋은 편에 속합니다. 그러나 진단 당시의 병기, 발생 위치, 조직학적 유형, 종괴의 크기, 항암화학요법 및 방사선요법에 대한 반응 등에 따라 개인별로 예후가 다양하게 나타날 수 있습니다.

일반적으로는 호지킨림프종이 비호지킨림프종보다 예후가 더 나아 환아의 약 90%가 장기 생존하는 것으로 알려져 있습니다. 그러나 장기 생존자 중 일부에서 백혈병이나 골수이형성증후군 등의 2차암이 발생할 수 있습니다. 한편 비호지킨림프종도 비록 조직형이나 병기, 침범 부위, 치료 강도 등에 따라 예후가 다양하지만, 3기 이상으로 진행된 경우에도 장기 생존자가 70%를 넘을 만큼 치료 성적이 좋습니다.

림프종은 설사 재발해도 구제화학요법에 잘 반응하여 예후가 양호한 편입니다. 다만, 재발한 비호지킨림프종 일부는 구제요법에 반응하지 않으며, 그럴 경우엔 예후가 매우 불량합니다.

림프종으로 의심되는 증상은 다음과 같다. 경부에서 발생하는 림프종은 대개 우연히 목의 종괴가 만져져서 발견된다. 그러나 통증은 없는 경우가 많다. 경부 외에 겨드랑이나 쇄골 상부에서 무통성이거나 통증을 동반한 피부밑 종괴로 발현되기도 한다. 림프종이 흉부나 종격동에 생기면 기침이 장기간 지속되거나 호흡곤란을 호소할 수 있다. 종양이 빠르게 자라면 기도와 큰 정맥을 압박해 호흡곤란이 심해지고 얼굴이 붓는 위험한 상태(상대정맥증후군)에 빠지기도 한다.

소아청소년 고형종양

65. 소아 고형종양이란 어떤 것을 말하나요?

소아 고형종양이란 소아 및 청소년에서 고형(固形)으로(즉 덩어리로) 형성되는 종양을 말합니다. 흔히 알고 있는 위암, 폐암, 간암, 대장암, 갑상선암, 유방암 등이 성인의 고형종양인데, 소아와 청소년에겐 이런 것들은 거의 없고 다른 종류의 고형종양들 —뇌종양, 신경모세포종, 윌름스종양, 횡문근육종, 간모세포종, 골육종, 생식세포종양 등—이 발생합니다. 국내에서는 매년 약 1,700명의 소아청소년암 환자가 새로 생기는데, 이중 혈액암으로 분류되는 백혈병과 림프종을 제외한 55~60%쯤이 고형암에 해당됩니다.

소아청소년의 고형암은 성인의 암과는 다른 특징이 있습니다. 즉, 발생학적으로 세포 기원이 중배엽이라는 점, 음주나 흡연 등의 환경적 요인보다는 유전적 요인이 더 중요하다는 점, 성인암에 비

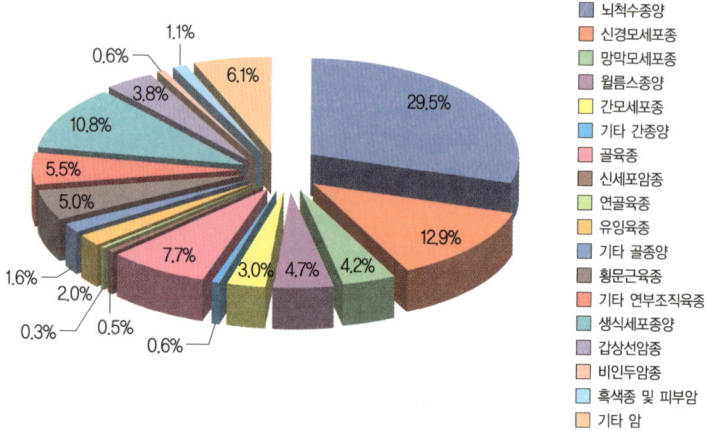

〈그림〉 2009년에 국내에서 발생한 주요 소아 고형암의 비율.
(출처: 중앙암등록본부, 국가암등록사업연례보고서 2009년 암등록통계, 보건복지부, 2011)

해 항암제와 방사선치료에 대한 반응이 양호하다는 점, 완치 이후 살아갈 기간이 수십 년이므로 수술이나 방사선치료를 할 때 신체 기능과 활동성에 미칠 영향을 장기적 관점에서 고려해야 한다는 점 등입니다. 또한 환경이나 습관에 의한 요인이 크지 않아 성인의 암과 달리 예방이 쉽지 않습니다.

66. 가장 많이 생기는 소아 고형종양은 무엇인가요?

소아의 고형종양으로는 중추신경계 종양(뇌척수종양)이 가장 많고, 다음으로 흔한 것이 신경내분비암의 일종인 신경모세포종입니다. 그 밖에 골육종이나 유잉육종 같은 뼈종양, 횡문근육종을 비롯한 다양한 연부조직 육종(sarcoma, 근육이나 지방, 신경, 혈관 등 연부조직에서 자라는 종양), 신장의 윌름스종양, 간에 발생하는 간모세포종, 망막에 발생하는 망막모세포종, 그리고 복강이나 후복막, 종격동, 고환, 난소에 생기는 생식세포종양 등이 주요한 소아 고형종양입니다.

67. 무슨 증상이 보이면 고형종양을 의심하게 되지요?

종양의 위치나 크기, 인접한 장기의 종류에 따라 매우 다양한 증상이 나타납니다. 가장 흔한 증상은 우연히 만져지는 무통성이거나 통증을 동반한 종괴(덩이)입니다. 복부에 생긴 종양의 경우, 통증을 동반하지 않은 종괴가 우연히 발견되어 병원을 찾는 수가 많습니다. 특히 윌름스종양과 같은 신장 종양은 대부분 매우 어린 나이에 발병하기 때문에, 엄마들이 아기를 목욕시키거나 기저귀를 갈아주다가 종괴를 우연히 발견하고 병원에 오곤 합니다. 이와 달리 폐나 흉벽 등 흉부에 발생하는 종양은 장기간 지속되는 가슴이나 옆구리의 통증, 혹은 통상적 치료로 낫지 않는 장기간의 기침 때문에 찍어본 흉부 X선 사진에서 발견되기도 합니다.

골육종이나 연부조직 육종과 같이 팔다리에 흔히 발생하는 종양은 관절을 움직일 때 통증이 있다든지 종괴가 만져진다든지 해서 내원하는 경우가 많습니다. 골육종은 특히 무릎 주위의 뼈에 잘 생기고, 성장이 빠르게 일어나는 10대에 많은데, 이 때문에 골육종의 초기 증상인 무릎 통증을 성장통으로 오인하고 넘어가 진단이 늦어지기도 합니다. 경부(목)에 생기는 종양은 통증은 없지만 비교적 빠르게 커지므로 이를 발견하고 병원에 오는 사람이 많습니다.

복부에서 단단한 종괴가 만져지거나 장기간 지속되는 흉통(가슴의 통증)이 있는 경우 복부 초음파검사나 흉부 X선검사를 받는 것이 좋고, 팔다리의 비대칭적인(한쪽 팔다리에서만 발생하는) 통증이 장기간 지속되는 경우에도 검사를 받을 것을 권합니다.

또한 아주 어린 소아에게 발생하는 일부 종양은 신체의 기형과 같이 가는 경우가 있는데, 이를테면 신체의 한쪽이 다른 쪽보다 비대한 경우(편측 비대)에는 간모세포종이나 부신피질암종, 윌름스종양 등의 발생 빈도가 높으므로 이들 종양에 대한 검사를 정기적으로 시행합니다. 구체적인 증상은 뒤에서 종양별로 다루겠습니다.

68. 소아 고형종양의 치료 방법을 알려주십시오.

종양의 종류와 위치, 전이 여부, 항암제에 대한 반응 정도 등에 따라 치료 방침이 달라집니다. 기본적으로 성인의 고형종양과 마찬가지로 수술과 방사선치료, 항암화학치료를 적절히 병행합니다. 또한 최근에는 특정 소아 고형종양에서 고용량 항암화학요법에 이은 자가 조혈모세포이식의 효과가 입증되고 있습니다. 통상적인 항암화학요법에서 고용량의 항암제를 쓰면 종종 골수부전이 초래되는데, 자가 조혈모세포이식을 전제로 하면 마음 놓고 고용량 항암제를 투여할 수 있으므로 더욱 효과적인 치료가 가능합니다. 이처럼 강력한 항암치료를 해도 잔존 종양이 있을 경우엔 그것을 제거하기 위해 특정 질환에서는 항암제가 아닌 약제를 사용하기도 합니다. 예를 들면 신경모세포종에서 사용하는 종양세포 분화제 시스-레티노산(cis-retinoic acid) 같은 것입니다.

최근에는 항암제보다 일반적으로 독성이 적고 작용 기전도 다른 글리벡이나 베바시주맵(bevacizumab, 제품명 Avastin®)과 같은 표적치료제를 소아청소년 고형종양에서 시도하는 임상연구가 진행되고 있으며, 일부 종양에서는 효과를 보이고 있습니다.

69. 신경모세포종은 어떤 종양인가요?

신경모세포종은 원시 신경능세포(neural crest cell, 신경능선세포라고도 한다)라는 것에서 유래하는 악성종양으로, 교감신경절(交感神經節)이나 부신수질(副腎髓質, 부신속질)에서 발생합니다. 소아기에 가장 흔한 악성종양 중 하나로서 전체 소아암의 약 8%를 차지하는데, 매우 어린 나이에 발병하여 환아의 90% 이상이 생후 5년 이내에 진단되고, 특히 1세 미만의 영아에게 가장 흔한 소아암입니다. 발생 부위를 보면 75% 가량이 복강이나 골반 내이고, 이중 상당수가 신장 위에 있는 내분비샘인 부신에서 발생합니다. 약 20%는 흉부의 종격동에, 나머지 5%는 신체의 다른 부위에 생깁니다. 코 안에서 발생하는 후각신경모세포종(olfactory neuroblastoma, esthesio neuroblastoma)은 성인에게 더 많으며, 조직학적으로는 신경모세포종이지만 그 기원은 다르다고 알려져 있습니다.

종양의 위치에 따라 다양한 임상 증상이 나타날 수 있으며, 앞서 언급한 것처럼 복부에서 덩이가 만져지거나 기침이 오랫동안 멎질 않아서 찍어본 방사선 사진에서 흉곽의 종양이 발견되는 경우가 있습니다. 척추 주위 신경절에 종양이 생겼을 때는 사지의 마비가 오거나 운동 능력이 떨어질 수 있습니다. 소수의 환아들은 안구진탕(眼球震盪, 안구가 무의식적으로 전후·상하·회전 운동을 하는 증상으로, 안구운동계의 이상이나 외부적 요인 때문에 안구가 원하는 위치에 머물러 있지 못하고 주시점을 벗어났을 때 주시점을 회복하려고 빠르고 리듬감 있게 움직이는 것), 사지의 떨림, 하지근력 저하 등의 신경학적 증상이 나타나 소아신경 전문의의 진료를 받다가 종양이 진단되기도 합니다. 진단 당시에 골수 전이를 보이는 경우가 많으며(약 40~50%), 뼈나 간, 피부 등에 전이되기도 합니다. 진단 시 60~75%의 환아가 원격 전이를 보일 정도로 전이가 흔한 공격적인 종양입니다.

증상이 나타나는 부위에 따라 CT나 MRI 같은 영상검사를 통해 종괴의 정확한 크기와 주변 장기 침범 정도를 확인하고, PET검사나 뼈 스캔을 이용해 전이 병소의 유무와 위치를 파악합니다. 골수 전이를 조사하기 위해서는 반드시 골수검사를 해야 합니다. 그 외의 전이 여부를 파악하기 위해 MIBG(Meta-Iodo-Benzyl-Guanidine) 스캔이라는 검사를 시행하기도 하며, 24시간 동안 채집한 소변의 VMA(vanillylmandelic acid, 바닐만델산)나 HVA(Homovanillic acid, 호모바닐린산)의 양을 측정합니다. 질병의 진행 정도와 예후의 관련성을 보이는 혈청 페리틴(ferritin), LDH(lactate dehydrogenase, 유산탈수소

효소), NSE(neuron-specific enolase, 신경특이 에놀라아제) 등의 검사를 시행하기도 하는데, 특히 NSE는 치료에 대한 반응과 재발을 반영하는 종양표지자로 쓰이기도 합니다. 확진을 위해서는 종괴의 조직검사가 필수적입니다. 종양 조직의 N-myc 유전자의 증폭 여부가 예후에 매우 중요하기 때문에 구체적인 치료 방침을 정하기 위해 꼭 필요한 것입니다.

윌름스종양이나 부신피질암종은 방사선 소견이, 림프종이나 육종, 횡문근육종은 조직학적 소견이 신경모세포종과 유사하므로 감별이 필요합니다. 신경모세포종의 병기는 1기부터 4기까지로 분류하며, 4기는 다른 종양과 마찬가지로 원격 전이가 있는 경우입니다. 신경모세포종에는 다른 종양에는 없는 4S기(stage IV-S)라는 병기가 존재하는데, 이는 1세 미만에서 진단된 신경모세포종으로 전이가 간, 피부 또는 골수(10% 미만을 침범한 경우)에 국한된 경우를 일컫습니다. 이 경우에는 별다른 치료 없이도 종양이 자연 분화를 일으켜 스스로 소멸되는 수가 많고, 4기 종양과는 달리 예후가 매우 좋아서 별개의 병기로 취급합니다.

연령, 병기, 병리조직학적 소견, N-myc 유전자의 증폭 여부, 종양 조직의 염색체 이상 등이 예후인자로 알려져 있으며, 이중에서 가장 중요한 것은 N-myc 유전자의 증폭 여부입니다. 증폭되었을 경우에는 재발 위험이 커서 강화된 치료를 해야 합니다. 신경모세포종은 이러한 예후인자들에 따라 위험군을 분류하고 그에 맞춰 치료를 달리 합니다.

저위험군의 환아에서는 수술과 단기간의 항암요법 또는 국소 방사선요법만으로도 좋은 결과를 기대할 수 있습니다. 중간위험군은 수술과 항암화학요법을 시행하고 필요에 따라 방사선치료를 병행하기도 하며, 항암화학요법은 병기나 종양의 반응 등에 따라 다르지만 대개 8~10회 정도를 합니다. 주로 사용되는 약제는 카보플라틴(carboplatin), 시스플라틴(cisplatin), 독소루비신, 에토포시드, 이포스파미드(ifosfamide), 시클로포스파미드(Cyclophosphamide), 빈크리스틴 등입니다. 전이가 없어도 침범된 범위가 넓어 수술로 완전 절제가 어려운 경우에는 먼저 항암치료를 시행하여 종양 크기를 줄인 뒤 수술을 하고(수술 전 화학요법), 완전 절제를 하지 못한 경우에는 방사선치료를 추가합니다. 고위험군의 신경모세포종은 통상적인 항암치료만으로는 높은 치료 성적을 기대하기가 어려우나, 고용량 항암화학요법에 이어 자가 조혈모세포이식을 시행함으로써 치료 성적을 높일 수 있습니다. 고용량 항암화학요법에 사용되는 항암제는 치료 지침에 따라 차이가 있지만 대개 시클로포스파미드, 토포테칸(topotecan), 카보플라틴, 멜팔란(melphalan), 에토포시드, 티오테파(thiotepa) 등이 이용됩니다.

두 번의 고용량 항암요법과 자가 조혈모세포이식 후에는 다 절제하지 못한 원발 종양에 대해 국소 방사선치료를 하고, 잔존 종양의 사멸 유도와 분화를 위해 비타민A 유도체인 시스-레티노산을 투여합니다. 한편, 예후가 매우 좋은 4S기의 신경모세포종은 별다른 치료를 하지 않고 경과만 관찰하기도 합니다. 그러나 종양의 침윤으

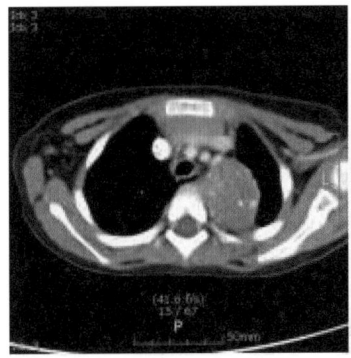 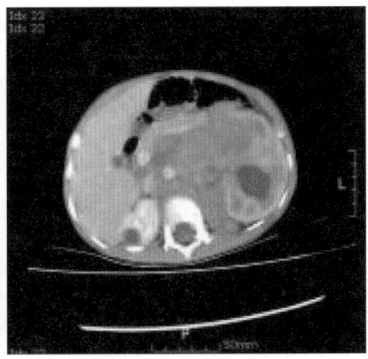

〈그림〉 척추에 인접한 종격동(좌)과 부신(우)에서 발생한 신경모세포종 환아의 CT 사진. 두 환아는 모두 고위험군의 신경모세포종에 해당하기 때문에 수술, 항암치료 및 고용량 항암요법에 이은 두 번의 연속적 자가 조혈모세포이식으로 현재 완전 관해(寬解) 후 경과 관찰 중이다.

로 인해 간 비대가 심해서 호흡곤란을 초래하는 경우에는 방사선치료를 하거나, 카보플라틴, 에토포시드, 시클로포스파미드 등의 항암제를 저용량으로 수개월간 투여한 후 종양이 자연 퇴화할 때까지 경과를 관찰하기도 합니다. 다만, 4S기라 하더라도 N-myc 유전자의 증폭이 발견되면 강화된 치료를 해야 합니다.

지난 10여 년 동안 항암화학요법과 방사선치료 기술이 발전한 덕에 신경모세포종의 생존율은 증가하고 있으며, 고위험군의 신경모세포종도 과거 20%대에 불과했던 무질병 생존율이 2회 연속 고용량 항암화학요법과 자가 조혈모세포이식을 통해 50% 이상으로 높아졌습니다. 또한 동종 조혈모세포이식, 신경모세포종에 대한 특이항체(종양 세포막 성분인 GD2에 대한 항체 요법), 수지상세포를 이용한 종양백신 등에 대한 연구가 활발하게 진행되고 있어서 앞으로 치료 성적이 더욱 좋아질 것으로 기대합니다.

70. 신장에 생기는 윌름스종양은 어떤 것입니까?

윌름스종양(Wilms' tumor)은 신장에서 발생하는 악성종양 중 가장 흔한 것으로 전체 소아 종양 중 약 7%를 차지해 다섯째로 흔하고, 뇌종양을 제외한 소아 고형종양 중에서는 신경모세포종 다음으로 많습니다. 국내에서는 1년에 30명 정도가 발병하는데 그중 약 80%는 5세 미만이며, 주된 발생 연령은 2~4세입니다.

윌름스종양은 특징적 기형이 동반될 수 있습니다. 그 대표적인 예는 비뇨생식기계의 기형이나 반신비대, 무홍채증 등이며, 이러

위험군	병기	연령	N-myc 증폭	종양염색체	조직학적 소견
저위험군	1	무관	무관	무관	무관
저위험군	2A/2B	무관	증폭 없음	무관	무관
고위험군	2A/2B	무관	증폭됨	무관	무관
중간위험군	3	18개월 미만	증폭 없음	무관	무관
중간위험군	3	18개월 이상	증폭 없음	무관	양호
고위험군	3	무관	증폭됨	무관	무관
고위험군	3	18개월 이상	증폭 없음	무관	불량
고위험군	4	12개월 미만	증폭됨	무관	무관
중간위험군	4	12개월 미만	증폭 없음	무관	무관
고위험군	4	12~18개월	증폭됨	무관	무관
고위험군	4	12~18개월	무관	46개	무관
고위험군	4	12~18개월	무관	무관	불량
중간위험군	4	12~18개월	증폭 없음	47개 이상	양호
고위험군	4	18개월 이상	무관	무관	무관
저위험군	4S	12개월 미만	증폭 없음	47개 이상	양호
중간위험군	4S	12개월 미만	증폭 없음	46개	무관
중간위험군	4S	12개월 미만	증폭 없음	무관	불량
고위험군	4S	12개월 미만	증폭됨	무관	무관

〈표〉 신경모세포종에서 종양의 병기, 연령, 종양세포 N-myc 유전자의 증폭, 종양 염색체 수, 조직학적 소견으로 분류한 위험군의 설정. 치료의 기간과 강도는 설정된 위험군에 따라 정해진다.

한 이상이 보이면 4~6개월마다 정기적으로 신장 초음파검사를 받아 윌름스종양을 조기 발견토록 하는 것이 필요합니다.

환아는 복통을 호소하거나 복부 팽만을 보일 수 있으며, 엄마가 아이를 목욕시키다가 우연히 복부에서 종괴가 만져져서 병원에 오는 경우가 많습니다. 또한 유치원이나 어린이집에서 집단으로 실시하는 소변검사에서 혈뇨가 나오거나 신체검사에서 고혈압이 발견되어 추가 진단을 한 결과 윌름스종양으로 판명되는 경우도 적지 않습니다.

진단을 위해서는 원발 부위인 복부의 CT검사와 전이 여부를 확인하기 위한 뼈 스캔 검사, 흉부 CT검사 및 PET검사 등을 해야 합니다. 골수 전이는 드물지만, 병기에 따라서는 골수검사를 시행하기도 합니다. 확진을 위해서는 생검(生檢)을 통한 조직학적 진단이 중요한데, 대개는 가는 바늘을 이용한 세침(細針) 생검을 합니다. 폐 전이가 흔한 편이어서 진단 시 이미 10~15%의 환아에게서 발견됩니다.

신장은 윌름스종양과 같은 악성종양 외에도 양성 낭종이 자주 발견되는 장기입니다. 따라서 윌름스종양과 감별해야 할 질환이 여럿 있습니다. 인접한 장기인 부신에서 발생하는 신경모세포종, 신장의 림프종이나 연부조직 육종, 주로 성인에게 생기는 신(腎)세포암종(renal cell carcinoma), 신생아에서 주로 보는 중배엽성 신장종(mesoblastic nephroma), 그리고 양성 병변인 신수종(腎水腫)과 다발성 신낭종 등이 그런 것들입니다.

병기는 일단 다른 종양과 마찬가지로 1~4기가 있어서 원격 전이가 됐을 때를 4기로 규정하는데, 윌름스종양에는 특이적으로 5기(stage V)가 존재합니다. 양쪽 신장 모두에 윌름스종양이 생긴 경우로, 이처럼 양측성인 경우는 전체 윌름스종양 환아의 약 5~10%를 차지하며, 치료가 어렵고 예후가 불량한 상태입니다.

가장 중요한 치료는 수술이며, 종양이 있는 신장을 완전히 제거하는 것이 치료의 기본입니다. 전이가 되었거나 종양을 완전히 절제하기가 어려운 경우에는 수술 전에 항암화학요법을 먼저 시행하기도 합니다. 종양의 조직형과 완전 절제 여부에 따라서 원발 종양 부위에 방사선치료를 하는 수도 있습니다. 과거에는 방사선치료의 후유증으로 방사선 조사 부위에 척추 측만증(척추가 비정상적으로 옆으로 휘어진 상태)이 생기는 경우도 있었지만 최근에는 치료 기술이 발전해서 이런 문제가 거의 생기지 않습니다.

주로 사용되는 항암제는 빈크리스틴과 악티노마이신-디(actinomycin-D)이지만 진행된 병기나 고위험군에서는 아드리아마이신을 추가합니다. 폐 전이를 동반한 4기 환아에게는 위의 세 가지 항암제를 이용한 항암치료와 원발 부위의 방사선치료 외에도 양쪽 폐에 1,000 cGy(centigray, '그레이'는 물체가 흡수한 방사선의 양을 나타내는 국제단위) 가량의 방사선 조사를 시행합니다.

양측성 윌름스종양은 치료하기가 가장 어렵습니다. 과거에는 양측 신장 적출술이 유일한 방법이었으나, 최근에는 종양이 큰 쪽의 신장은 전절제를 하고 종양이 작은 쪽 신장은 수술 전 항암요법

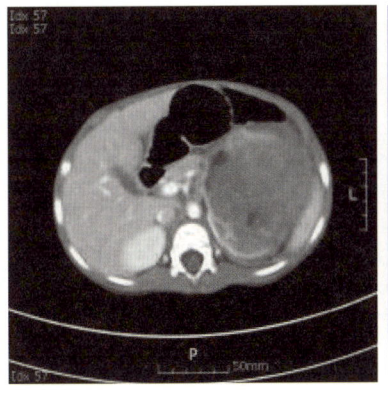 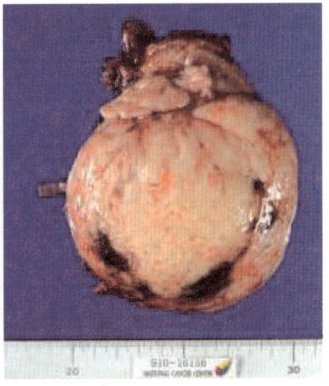

〈그림〉 왼쪽 신장에 발생한 윌름스종양의 방사선 사진(좌) 및 육안 사진(우)

후에 부분절제를 합니다. 수술 후에는 잔존 신장의 기능을 최대한 보존하는 방향으로 항암치료와 방사선치료를 시행합니다.

　예후는 종양의 크기와 주변 조직 침범 여부, 조직형, 전이 여부 등에 따라 다릅니다. 주변 조직의 침윤이나 전이가 있으면 그렇지 않은 경우보다 예후가 나쁘며, 특히 종양의 완전 절제가 어려운 양측성 윌름스종양의 예후는 매우 불량합니다. 조직형 중에서는 국소성(focal) 또는 미만성(diffuse, 확산성), 역행성(anaplastic) 조직형이 예후가 더 나쁜 편입니다. 최근에는 윌름스종양과 다른 범주로 간주하는 신장의 횡문양종양(rhabdoid tumor)이나 투명세포육종(clear cell sarcoma) 같은 질환도 예후가 매우 불량하다고 알려졌습니다. 재발한 윌름스종양의 경우, 예후는 좋지 않지만 최근 많은 연구에서 고용량 항암화학요법에 이은 자가 조혈모세포이식으로 치료 성적이 향상됐다고 보고하고 있습니다.

71. 횡문근육종이란 무엇인가요?

횡문근육종은 연부조직 육종(soft-tissue sarcoma)의 일종입니다. 연부조직 육종이란 표피와 내부 장기 사이의 중배엽 기원의 조직에서 발생하는 종양으로 전체 소아청소년암의 5~15% 가량을 차지하며, 그 절반 이상이 횡문근육종입니다. 이 종양은 팔다리의 횡문근(橫紋筋, 가로무늬가 있는 근섬유로 이루어진 운동 근육)뿐 아니라 우리 몸의 연부조직 어느 곳에도 생길 수 있습니다. 조직형에 따라 잘 발생하는 부위가 달라서, 가장 흔한 조직형인 배아세포형(embryonal)은 주로 두경부(頭頸部)에, 포도상형(botryoid)은 방광 등 비뇨생식기나 비인두강(鼻咽頭腔)에, 포상형(胞狀型, alveolar)은 팔다리의 연부조직에 잘 생깁니다. 호발(好發) 연령, 즉 많이 발생하는 나이는 2~6세와 사춘기로 알려졌는데, 2~6세에는 여성 비뇨생식기나 두경부에서, 사춘기 때에는 사지, 몸통, 남성 비뇨생식기에서 발생하는 경우가 많습니다. 전체적으로는 두경부 발생이 가장 흔하다고 알려졌습니다. 주변의 림프절을 잘 침범하는 종양이며, 진단 당시에 이미 약 10~20%의 환아는 원격 전이를 동반하는데, 흔한 전이 부위는 폐, 뼈, 골수 등입니다.

우리 몸의 다양한 부위에 생길 수 있는 종양이기 때문에 횡문근육종에 특이적인 증상은 없으며 발생한 곳에 따라 다양한 증상이 나타납니다. 몸통이나 사지의 것은 종괴가 만져지는 경우가 가장 흔하며(이때 종괴를 누르면 아플 수도 있고 안 아플 수도 있다), 두개 안면부에 발생한 것은 비폐색(코막힘), 시력 변화, 두통, 안면신경 마비, 통증을 동반한 얼굴 비대칭 등의 증상을 보일 수 있고, 중이(가운데 귀)에 발생하는 경우 귓속의 통증이나 분비물, 청력 저하 등이 나타나기도 합니다. 횡문근육종은 비뇨생식기에도 흔히 생겨서 혈뇨나 배뇨 곤란, 배뇨 시의 통증, 잦은 요도염 및 방광염 등의 증상을 나타내며, 병이 진행된 여성의 경우에는 종괴가 질 밖으로 흘러나오기도 합니다. 사춘기 이후 환자가 전립선 비대에 의한 배뇨 곤란으로 치료받다가 그 증상이 실은 전립선의 횡문근육종 때문임이 나중에 확인되는 수도 있습니다.

진단에는 병소의 생검이나 수술을 통한 조직학적 확진이 가장 중요합니다. 현미경 소견이 림프종이나 신경모세포종, 육종 등과 비슷하기 때문에 진단을 위해서는 면역화학 염색이 필수적입니다. 또한 전이 병소에 대한 검사로서 진단 시에 폐 CT검사, 골수검사, PET검사, 뼈 스캔검사 등을 반드시 시행해야 합니다. 종양이 중추신경계 내 혹은 그에 인접한 부위에서 발생한 경우에는 뇌척수액검사도 함께 해야 치료 방침을 정확하게 세울 수 있습니다.

치료에는 종양의 절제 수술과 항암화학요법, 방사선치료를 적절히 병행하며, 전이 여부, 종양 발생 부위, 주변 조직 침범 정도 등에 따라 치료법이 조금씩 다릅니다. 원칙적으로는 병소의 광범위한 절제가 치료의 핵심 요소이지만 종양이 두경부에 생겼거나 중요한 장기에 인접해 있어서 광범위한 절제가 어려운 경우에는 부분 절제를 시행하고, 4,500~6,000 cGy의 방사선을 조사하기도 합니

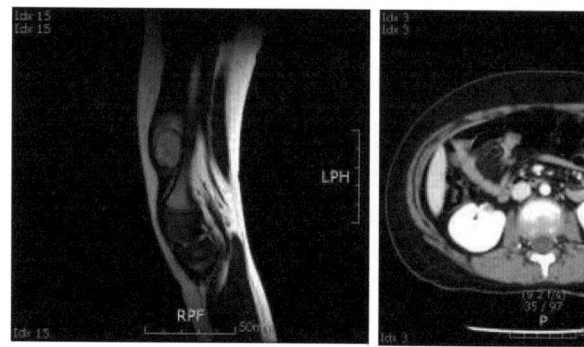

〈그림〉 우측 대퇴부(좌)와 복벽(우)에 발생한 횡문근육종의 영상

다. 소수의 저위험군 환아를 제외하고 대부분에서 항암치료를 병행하는데, 1차 치료에는 빈크리스틴, 악티노마이신-디, 시클로포스파미드의 병합요법이나 이포스파미드, 에토포시드, 카보플라틴의 병합요법이 가장 많이 쓰이며 때로는 아드리아마이신 기반의 요법을 쓰기도 합니다. 치료 기간은 종양의 개별적 특성(크기, 조직형, 발생 부위 등)이나 전이 여부, 치료 반응 등에 따라 달라질 수 있지만 40주가량 걸립니다. 재발한 경우에 대해서는 구제화학요법과 함께 표적치료제를 사용하는 임상연구가 진행 중이며, 일부에서는 고용량 항암화학요법 후에 이식이 시도되고 있으나, 아직까지 횡문근육종에서 자가 조혈모세포이식이 기존 치료보다 우월하다는 증거는 없는 실정입니다.

예후는 발생 부위, 조직형과 병기(전이 여부) 및 종양의 완전 절제 여부, 진단 시의 연령 등에 따라 다릅니다. 일반적으로 연령이 어릴수록 예후가 좋은 편이며, 전이가 없고 종양이 완전 절제된 경우에는 항암치료와 방사선치료를 병행하여 80~90%에서 완치를 기대할 수 있으나, 완전 절제가 안 된 경우에는 두 요법을 적절히 시행해도 약 50~60%만이 장기 생존합니다. 진단 시 이미 전이가 된 경우는 적극적인 항암치료, 수술, 방사선치료 등을 시행하여 약 50%에서 관해를 기대할 수 있고, 이중 절반 정도는 무병 생존한다고 알려져 있습니다. 재발한 횡문근육종의 예후는 매우 불량합니다. 국소에 재발한 경우 완전 절제가 가능하면 장기 생존을 기대할 수 있으나 그렇지 못하면 약 10%만이 생존합니다. 조직형 중에서는 포상형의 예후가 좋지 않으며, 발생 부위에 따라서도 예후가 달라 중추신경에 인접한 부위나 사지, 몸통에 발생한 경우에는 일반적으로 예후가 불량한 반면, 방광과 전립선을 제외한 비뇨생식기, 안구 주변에 발생했을 때에는 예후가 좋다고 알려져 있습니다.

72. 아이가 다리가 아파서 검사를 받았더니 골육종이 의심된다고 들었습니다. 골육종은 어떤 것입니까?

골육종이란 소아청소년의 뼈에 발생하는 가장 흔한 악성종양으로, 골 형성 조직에서 생겨나 종양 내에 골조직(뼈조직)을 형성하는 것이 특징입니다. 주로 10세 이상의 연령에서 많이 발생하며, 가장 잘 생기는 부위는 대퇴골(넙다리뼈)의 원위부(遠位部, 몸의 중심에서 먼 부분) 즉 아랫부분이고 다음으로 경골(정강이뼈)의 근위부(近位部, 몸의 중심에서 가까운 쪽), 상완골(위팔뼈)의 근위부 순입니다. 전체 골육종의 50%가량이 무릎 주위의 뼈에 생깁니다. 극소수에서는 여러 군데 뼈에 동시에 발생하는 다발성 골육종(multifocal osteosarcoma)이 나타나기도 합니다. 흔히 사춘기에 발생하고, 호발 부위도 이 시기에 급성장하는 소위 '키와 관계있는 뼈'들이라는 점에서 성장 기전의 이상이 골육종과 관련이 큰 것으로 알려져 있습니다. 또한 p53이나 Rb 같은 종양억제유전자들의 변이와도 관련이 있다고 하는데, 특히 p53 종양억제유전자의 가족성 돌연변이에 의해 발생하는 리-프라우메니(Li-Fraumeni) 증후군에서 흔히 보이는 암이 골육종입니다.

가장 흔한 증상은 종양이 생긴 뼈 주위의 통증과 종창(腫脹, 부어오름)인데, 앞서 말한 것처럼 이 종양이 흔히 무릎 주변 뼈에, 그리고 주로 10세 이후에 발생한다는 점 때문에 성장통으로 오인되어 진단이 늦어지는 수가 많습니다. 10세 이상 청소년으로 양쪽 아닌 한쪽 무릎에만 지속적이고 점차 진행되는 통증이 있으면 소아청소년과나 정형외과 전문의와 상담하는 것이 좋습니다. 림프절 전이는 거의 없고 대부분이 폐로 전이됩니다.

진단을 위해 환부의 MRI검사, 뼈 스캔검사, PET검사 등을 하고, 확진 절차로서 종양의 조직검사를 실시해야 합니다. 진단 당시에 이미 폐 전이가 있는 경우가 많으므로 폐 CT검사 또한 필수적입니다.

치료는 일반적으로 수술과 항암치료를 병행하며, 방사선치료는 특수한 경우 외에는 하지 않습니다. 진단 당시 흉부 CT에서 전이 소견이 없어도 이미 미세 전이가 있는 것으로 간주해 반드시 항암

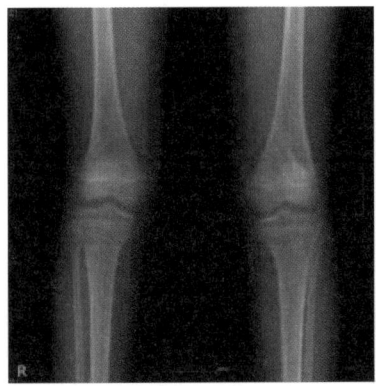 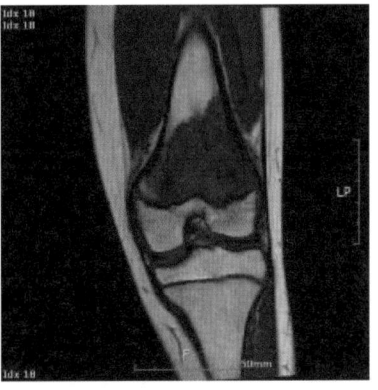

〈그림〉 좌측 대퇴골의 원위부에 발생한 골육종의 방사선 사진(좌)과 MRI 소견(우)

화학요법을 시행해야 합니다. 대개 처음부터 수술을 하지는 않으며 조직검사로 확진이 되면 '수술 전 화학요법→수술→수술 후 화학요법'의 순서로 치료를 진행합니다. 폐 전이가 있는 경우에는 폐 전이 절제술을 시행하는 것이 치료에 도움이 됩니다. 진단 즉시 시스플라틴, 아드리아마이신, 메토트렉사트와 같은 항암제로 치료를 시작하며, 수술 당시 종양 조직의 괴사율을 보아 수술 전 화학요법에 대한 반응이 불량한 경우(대개 괴사율 90% 미만)에는 수술후 화학요법에 이포스파미드나 에토포시드와 같은 항암제를 추가하기도 합니다. 종양이 수술 전 화학요법에 잘 반응한 경우에는 치료 기간이 단축되기도 하나, 전체 항암치료 기간은 보통 40~45주가량입니다. 일부에서는 부작용은 줄이면서 종양 부위의 항암제 농도를 높이기 위해 항암제를 종양 주변의 동맥 내로 직접 투여하기도 하며, 고위험군이나 재발한 환아에게는 고용량 화학요법에 이은 자가 조혈모세포이식을 시도하고 있습니다.

예후는 종양의 크기와 위치, 진단 당시의 전이 여부, 수술 전 화학요법에 대한 반응 등에 따라 다양합니다. 전이가 있거나 종양을 수술로 완전히 제거하지 못한 경우에는 예후가 아주 불량합니다. 진단 시 전이가 없는 경우에는 약 70%의 환아가 장기 생존을 하나 진단 시 전이가 있으면 5년 무질병 생존율이 20~30%에 불과하며, 특히 재발한 환아의 경우에는 적극적인 항암치료에도 불구하고 장기 생존율이 20% 미만입니다. 과거에는 연령이 예후에 중요한 영향을 미친다고 알려졌었으나 최근에는 중요하지 않은 인자로 생각됩니다.

73. 유잉육종이라는 종양도 뼈에 흔하다지요?

유잉육종(Ewing's sarcoma)은 소아청소년의 뼈에 생기는 악성종양 중에서 골육종 다음으로 흔한 것으로, 약 70%가 20세 이전에 발생하며 10세 이전에는 골육종보다도 발생률이 높습니다. 남자에게 조금 더 많이 생기고, 아시아인과 흑인은 백인에 비해 발생률이 훨씬 낮습니다. 과거에는 뼈의 내피세포에서 발생하는 종양이라고 알려졌으나 근래에는 뼈에 인접한 신경계에서 발생하는 것으로 밝혀졌습니다.

유잉육종은 뼈가 아닌 근육과 같은 연부조직에서도 종종 생겨나는데, 연부조직에 흔히 발생하는 말초원시신경외배엽종양(peripheral primitive neuroectodermal tumor)과 조직학적으로 대단히 비슷해서 하나의 기원에서 발생한 두 갈래의 종양으로 간주됩니다. 실제로 두 종양은 구별하기가 아주 어렵고, 동일한 치료 지침을 적용합니다. 따라서 유잉육종, 뼈 이외의 연부조직에서 생기는 유잉육종, 원시신경외배엽종양을 통칭하여 '유잉계열육종'으로 부르고 있습니다.

뼈의 통증이나 운동장애, 국소 종괴 등이 골육종과 유사하지만 임상적으로 해당 부위에 통증이나 발열이 있는 경우가 골육종보다 많다는 것이 감별점입니다. 이러한 증상 때문에 유잉육종을 종종 세균성 관절염이나 골수염 등으로 오인하기도 합니다. 특히 외상 후에 증상이 나타나는 경우도 있어 진단을 더욱 어렵게 합니다. 따라서 항생제에 반응하지 않거나 장기간 발열과 뼈의 통증이 지속될 때는 반드시 유잉육종을 의심해야 합니다. 그 외에도 발생 부위에 따라 다양한 임상 증상이 나타나, 흉벽에 생긴 경우에는 흉통이나 간헐적 호흡곤란이 오고, 척추 주변에 생긴 경우에는 척추신경 압박에 따르는 증상이 있습니다. 진단 당시 약 20~30%에서 전이 소견을 보이며, 주된 전이 부위는 폐, 다른 뼈, 골수 등입니다.

진단을 위해서는 수술적 적출 또는 생검을 통한 조직학적 확진이 필요합니다. 현미경적 소견만으로는 횡문근육종, 림프종, 신경모세포종 등과 형태가 유사해 감별이 필요합니다. 감별을 위해서는 면역조직 화학염색과 종양세포의 유전자 검사를 시행하게 되는데, 유전자 검사에서 EWS계열 유전자의 전위(translocation, 유전자의 위치가 서로 바뀌는 것)가 발견되는 것이 특징적 소견입니다.

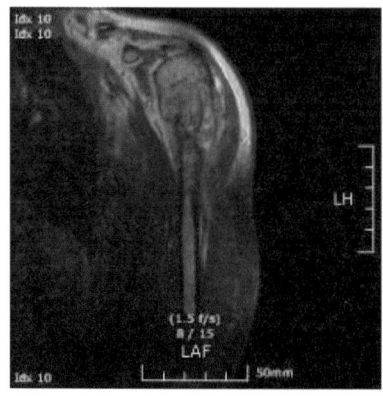 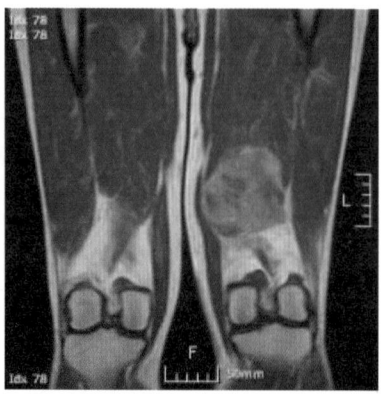

〈그림〉 좌측 상완골에 발생한 유잉육종(좌)과
좌측 대퇴부에 발생한 골외 유잉육종(우)의 MRI 영상

　치료는 진단 당시의 병기 및 주변 조직의 침윤 여부, 완전 절제의 가능성 등에 따라 수술을 먼저 하는 수도 있고, 조직검사만 한 후 항암화학요법부터 시행하기도 합니다. 유잉육종은 항암제와 방사선치료에 잘 반응해서 골육종과 달리 방사선치료의 역할이 큽니다. 아드리아마이신, 빈크리스틴, 이포스파미드, 에토포시드 등의 항암제가 주로 쓰이고, 시클로포스파미드를 추가하기도 합니다. 이러한 약제들로 40주가량 항암요법을 시행하며, 수술 소견이나 완전 절제 여부에 따라 항암치료 중에 4,000~5,000 cGy의 국소 방사선치료를 추가하기도 합니다. 방사선치료의 시기와 방법은 환아의 상태나 치료 지침에 따라 조금씩 차이가 있습니다.

　치료 성적이 과거에 비해서는 많이 좋아졌지만 아직 개선의 여지가 많습니다. 진단 당시 전이가 없는 경우에는 수술 및 방사선치료, 복합 항암화학요법으로 약 75%의 5년 무병 생존율을 기대할 수 있으나 발생 부위에 따라 생존율이 조금씩 다르며, 특히 골반 부위에 생기면 장골(팔다리 등의 긴 뼈)에 생긴 것에 비해 예후가 불량하다고 알려져 있는데, 이는 완전 절제 여부와 관련이 있는 것으로 보입니다. 진단 당시에 이미 전이가 된 경우에는 예후가 불량해 생존율이 대체로 30% 이하이며, 골수나 폐 전이에 비해 다발성 골 전이가 특히 불량합니다. 최근에는 진단 시 전이가 있는 고위험 환아군이나 재발한 환아들에게 고용량 항암화학요법에 이은 자가 조혈모세포이식이 시도되고 있습니다. 그러나 재발했거나 초기 치료에 반응하지 않는 경우에는 예후가 극도로 불량합니다.

74. 눈에 생기는 망막모세포종에 대해 설명해주십시오.

망막모세포종(retinoblastoma)은 망막의 종양으로, 소아의 눈에 발생하는 종양 중 가장 높은 빈도를 차지합니다. 유전적 소인과 관련이 있는 대표적 종양이며 전체 소아 종양의 3.5~4%를 차지합니다. 환아의 60%가량은 유전적 소인 없이 한쪽 안구에만(일측성) 종양이 있고, 15%는 유전적 소인을 가진 일측성 종양이며, 나머지 25%쯤은 유전적 소인이 있으면서 두 눈 모두에(양측성) 종양을 가지고 있습니다.

망막모세포종은 종양억제유전자인 Rb1 유전자가 돌연변이 등으로 기능을 상실했을 때 발생하게 됩니다. 유전적 소인이 특히 크다고 알려진 양측성(양안) 망막모세포종의 경우, 태내에서 이미 망막

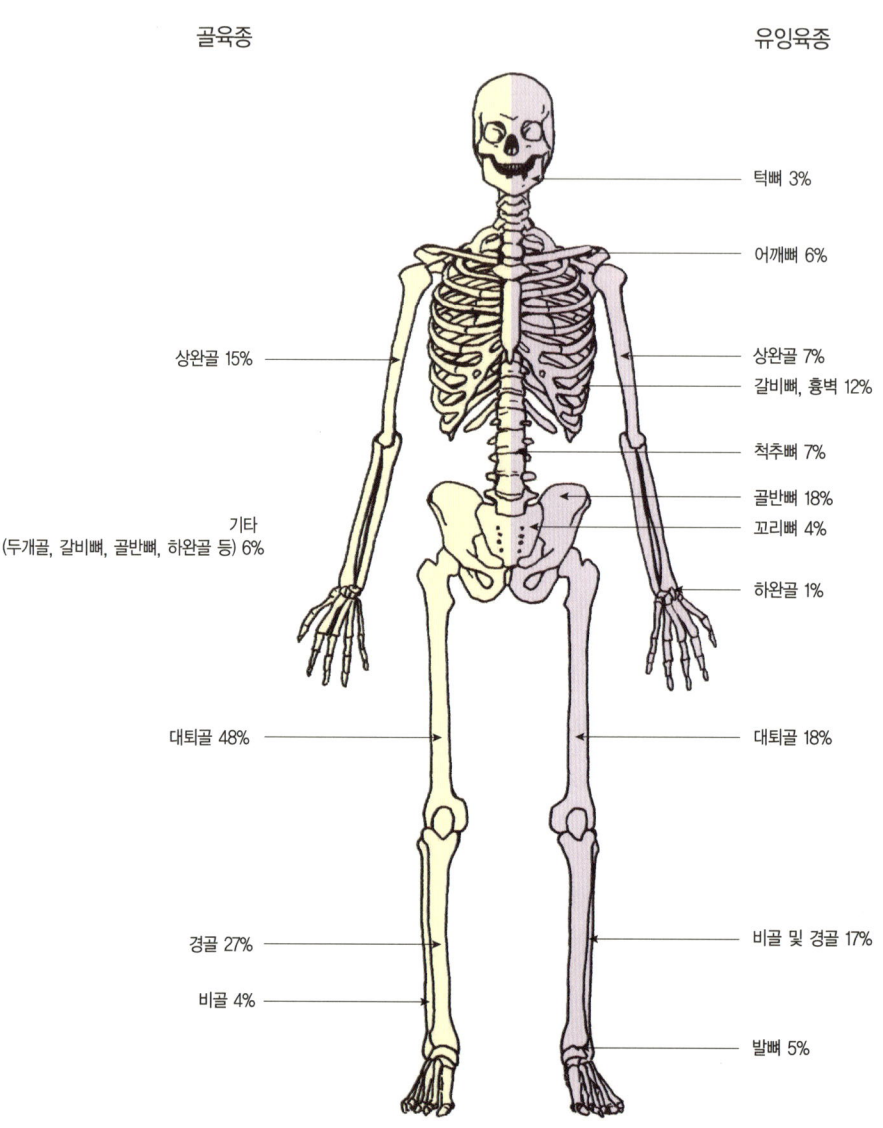

〈그림〉 골육종과 유잉육종의 뼈 부위별 발생 빈도
골육종은 주로 상하지의 장골(긴 뼈)에 생기는데,
유잉육종은 골육종에 비해 몸 중앙 부위의 뼈에서도 잘 발생한다.

세포가 한 개의 Rb1 유전자 돌연변이를 보유한 상태로 출생한 뒤 두 번째 돌연변이가 발생하여 유전성 양측성 망막모세포종을 일으키는 것으로 알려졌습니다(two-hit theory). 따라서 일측성 망막모세포종에 비해 양측성 망막모세포종은 상대적으로 더 어린 나이에 발생하며 가족력도 더 흔합니다.

　1세 안팎의 연령대에서는 동공이 하얗게 보이는 백색동공(leukocoria) 때문에 안과나 소아청소년과를 방문했다가 우연히 망막모세포종이 발견되는 수가 많습니다. 백색동공은 평소에는 눈에 잘 띄지 않다가 사진을 찍을 때 플래시를 터뜨리면서 발견하는 경우도 많습니다. 그 외에 사시나 눈 찡그림 등으로 안과를 방문했다가 진단되기도 합니다.

　망막모세포종은 안구의 CT나 MRI검사 및 안과에서 시행하는 수면 안저검사로 진단합니다. 대개는 안구 내에 국한되지만 간혹 안구 밖으로 퍼져서 안와골, 두개골, 시신경, 뇌 등으로 침범하는 경우가 적지 않으므로 전이에 대한 검사를 함께 시행합니다.

　과거에는 망막모세포종을 치료할 때 종양이 있는 안구를 적출하거나 안구 적출 후 방사선치료를 시행하는 방법이 주로 사용되었으나, 최근에는 방사선 때문에 발생할 수 있는 2차암이나 기타 합병증을 피하기 위해 방사선치료는 최대한 자제하는 추세입니다. 즉, 일측성과 양측성 망막모세포종 모두에서 항암치료나 국소요법을 이용해 시력과 안구를 가능한 한 보존하는 쪽으로 치료를 진행합니다. 시력 보존의 가능성이 크지 않은 경우에는 안구를 적출하지만,

종양 크기가 전체 안구에 비해 작은 편이어서 시력을 보존할 여지가 남아 있는 경우에는 우선 항암치료로 크기를 줄인 뒤 국소요법(냉동치료, 레이저치료 등)을 쓰기도 하며, 안와동맥 내에 항암제를 투여하여 종양만을 선택적으로 파괴하는 방법을 쓰기도 합니다. 방사선치료 기술의 발전에 따라 최근에는 카보플라틴, 에토포시드, 빈크리스틴, 시클로포스파미드 등의 항암제로 종양의 크기를 줄인 후 양성자치료와 같이 부작용이 적은 방사선치료를 시행하는 경우도 있습니다.

양측성 망막모세포종의 경우, 과거에는 종양이 더 큰 쪽의 안구를 적출하고 반대편은 항암치료와 방사선치료를 하는 방법이 널리 사용되었으나 요즘은 방사선치료 후의 2차암 발생 가능성을 우려하여 적출하지 않은 쪽에 방사선치료 대신 냉동치료나 레이저치료 등의 국소요법을 시행하기도 합니다. 이러한 국소요법을 시행하기 어려운 경우에는 고용량 항암화학요법에 이은 자가 조혈모세포이식을 시행하는 수도 있습니다. 최근에는 두 눈을 모두 보존하려는 시도의 일환으로 항암치료를 통해 양쪽 종양의 크기를 줄인 후 냉동치료, 레이저치료 같은 국소요법을 시행하기도 하나, 재발에 대한 우려 때문에 아직은 널리 쓰이지 않습니다.

드물지만 안와 주변의 뼈나 시신경, 뇌에 전이된 상태에서 망막세포종이 진단되는 수도 있습니다. 이러한 경우는 항암치료와 방사선치료뿐 아니라 고용량 항암화학요법에 이은 자가 조혈모세포이식을 시행하기도 하나, 대개는 항암화학요법에 잘 반응하지 않

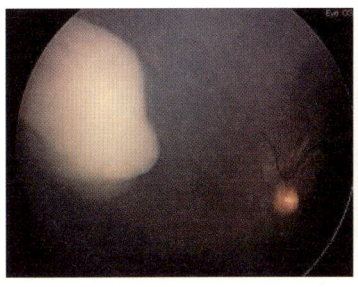 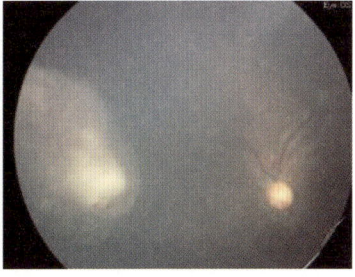

〈그림〉 왼쪽 눈에 발생한 망막모세포종의 안저 검사 소견
치료 전(좌)에 비해 치료 후(우)에 종양의 크기가 감소했음을 볼 수 있다.

고 예후도 극히 나쁩니다.

일측성 종양이 안구 내에 국한되어 있는 경우에는 예후가 좋아 안구 적출, 항암화학요법, 국소요법으로 90% 이상의 무질병 생존율을 얻을 수 있으나, 종양의 완전 적출이 불가능한 양측성 종양에서는 항암화학요법, 국소요법, 고용량 항암화학요법에 이은 자가조혈모세포이식을 해도 무질병 생존율이 50% 미만입니다. 안구 외부로 종양이 전이된 경우는 일측성이든 양측성이든 관계없이 예후가 가장 불량합니다. 방사선치료를 시행한 환아의 경우 예후에 영향을 미치는 중요한 인자로 2차암의 발생을 들 수 있는데, 특히 방사선 조사 범위 내의 뼈에서 골육종이 흔히 생깁니다. 2차암으로 발생한 골육종은 원발성 골육종보다도 예후가 나쁘다고 알려져 있습니다.

망막모세포종은 신체 부위 중 눈이라는 한정된 곳에만 발생한다는 특징과 함께 소아암 중에서도 유전적 소인이 비교적 뚜렷하게 밝혀진 종양이라는 점, 그리고 유전 상담을 통해 발병을 어느 정도 예측할 수 있다는 점에서 많은 연구의 대상이 되고 있습니다.

75. 소아의 간종양은 성인의 간암과는 다른가요?

성인의 간종양은 대개 간세포암종(hepatocellular carcinoma)으로서 B형 간염 바이러스와 연관이 있으며 치료 반응이 좋지 않고 예후가 불량한 경우가 대부분입니다. 이와 달리 소아의 간종양은 환아들 중 50~60%쯤이 혈관종이나 과오종(過誤腫, 정상적인 성숙세포가 수나 분포에서 비정상으로 성장하는 병변), 혈관내피종 등 양성종양입니다. 소아의 악성 간종양은 그 60~70%가 간모세포종(hepato-blastoma)이며, 이 외에 간의 림프종, 악성 배아세포종, 횡문근육종, 미분화육종 등이 발견됩니다. 물론 소아에서도 간세포암종이 발견되기는 하지만 빈도가 낮습니다. 이 질환이 대개 B형 간염바이러스 장기 보유자에게서 발생한다는 점을 고려할 때, 소아의 낮은 빈도는 산모에서 아기로의 B형 간염 수직감염에 대한 관리가 철저해지면서 B형 간염 바이러스 보균자가 줄어든 것과 관계있을 것으로 생각됩니다.

소아의 간모세포종은 대체로 항암치료에 대한 반응이 좋고 진단 시의 잔여 간기능도 양호하기 때문에 성인의 경우보다 적극적으로 수술과 항암화학요법을 시도합니다.

간모세포종은 2세 이내의 어린 연령에서 발견되는 경우가 많습니다. 대개 간기능 저하나 황달이 동반되지 않은 무증상의 복부 종괴로 발견되며, 신체 검진 중 간비대 소견이 보여 발견되기도 합니다. 일부 환아에서는 진단 당시 뼈, 폐나 림프절 전이가 있기도 합니다.

진단은 우선 복부 CT검사와 종양표지자검사를 하고 여기서 의심되는 소견이 있으면 간 생검을 함으로써 확정하게 됩니다. 진단 및 치료 반응의 평가에서 중요하게 쓰이는 종양표지자는 알파태아단백(alpha-fetoprotein, 알파페토프로테인, 이하 α-FP)인데 이 α-FP 수치는 간모세포종의 70%에서 상승되어 있다고 알려졌습니다. 이 수치는 간모세포종 외에 생식세포종양, 췌장모세포종, 간세포암종 등에서도 상승할 수 있으므로 당초에 α-FP의 증가만으로 확진을 내리기는 어렵지만, 수술이나 항암제에 잘 반응하면 α-FP 수치가 감소하고, 재발하거나 진행하는 경우에는 이 수치가 증가하므로 종양의 추적관찰 지표로서 유용하게 쓰입니다. 다만 약 30%의 환아에서는 α-FP가 진단 당시부터 상승되어 있지 않으며, 이렇게 α-FP 수치가 정상인 경우는 그렇지 않은 경우보다 치료 반응이 불량하고 예후가 나쁘다고 알려졌습니다. 전이 병소의 확인을 위해 흉부 CT 검사나 뼈 스캔 등의 검사도 반드시 시행해야 합니다.

치료의 핵심은 수술을 통한 종양의 완전 절제입니다. 절제 수술과 함께 아드리아마이신, 시스플라틴, 5-플루오로우라실(5-fluorouracil), 빈크리스틴 등을 병합한 항암치료를 하는데, 진단 당시 종양의 크기가 커서 완전 절제가 불가능하거나 진단 시에 이미 전이가 있는 경우에는 수술 전 항암화학요법을 먼저 시행해 종양의

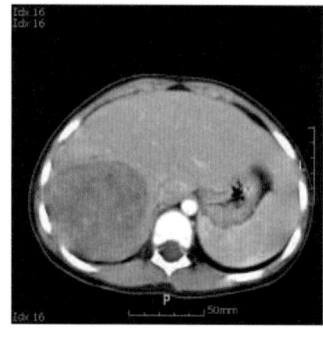

〈그림〉 간모세포종의 복부 CT 소견. 5세에 진단된 간모세포종으로, 간 우엽에 단일 종괴가 관찰된다.

크기를 줄인 후에 수술을 시행하기도 합니다. 이처럼 수술 전 화학요법을 거치면 50~60%의 환아는 종양의 완전 절제가 가능해집니다. 치료에 대한 반응이 좋은 경우 대개 6~10회 가량의 항암치료를 시행하며, 재발하거나 항암치료에 대한 반응이 불량한 경우에는 구제화학요법 외에도 간 색전술(塞栓術, 치료의 한 방법으로, 암세포에 영양분을 공급하는 혈관을 화학물질을 이용하여 차단하는 것)과 같은 중재적 시술을 이용하기도 합니다. 방사선치료는 종양의 특성상, 그리고 간이라는 장기에 발생한다는 점 때문에 일반적으로 쓰이지 않습니다. 한편, 전이가 없고 항암화학요법에 반응을 보이나 완전 절제가 불가능한 소수의 환아에게는 동종간이식을 시행하기도 합니다.

환아의 예후에서 가장 중요한 것은 종양의 완전 절제 여부입니다. 수술로 완전 절제를 시행할 경우 3년 무병 생존율이 거의 100%에 이르지만, 전이 병소가 있고 항암제에 잘 반응하지 않는 경우는 3년 무병 생존율이 30% 이내로 낮습니다. 전이 부위가 어디인지도 중요해서, 폐 전이가 있는 경우는 다른 부위로의 전이에 비해서 예후가 좋은 편입니다. 전이가 없어도 종양의 광범위한 절제가 이루어지지 않으면 국소 재발을 하는 경우가 많습니다. 앞에서 언급한 바와 같이 진단 당시의 α-FP 수준도 예후에 중요한 영향을 미친다고 알려져 있습니다.

요약하자면, 간모세포종은 치료 성적이 양호한 편이나 전이가 있는 경우에는 치료가 만족스럽지 못하고, 재발했을 때의 치료법도 아직 충분히 정립돼 있지 않습니다. 재발의 경우나 진단 시 이미 원격 전이가 있는 경우에 적용할 표적치료나 면역요법 등 새로운 치료법의 개발이 요구됩니다.

76. 생식세포종양은 종류가 꽤 많다던데요?

생식세포종양(germ cell tumor)이란 장차 정자나 난자로 분화될 배아의 원시 생식세포에서 발생하는 종양으로, 전체 소아 종양의 약 3%를 차지합니다. 이름은 생식세포종양이지만 반드시 고환이나 난소 같은 생식선에서만 발생하지는 않고 천미골(꼬리뼈) 부위, 후복막강이나 종격동, 두개강 안(송과체 영역 등)에서도 발생하며, 드물게는 자궁, 질, 전립선, 골반부에서 발생할 수도 있습니다. 두개(頭蓋) 내에서 발생하는 생식세포종양은 뇌종양 편에서 간단히나마 언급했고, 여기서는 두개강 외의 부위에서 발생하는 것만을 다루겠습니다.

연령에 따라 잘 발생하는 부위가 조금씩 달라서, 유아기에는 주로 꼬리뼈 부근에서 발생하며, 소아기에는 꼬리뼈 외에도 골반, 종격동, 후복막강 등에서, 사춘기 이후에는 난소, 고환에서 주로 발생합니다. 난소나 복강에서 발생하는 경우에는 주로 복수를 동반한 무통성 종괴로 발견되는 경우가 많고, 종격동(심장과 폐, 흉벽으로 둘러싸인 가슴 속 공간)에 발생하는 경우에는 지속되는 기침이나 흉통, 가벼운 호흡곤란 증상이 나타납니다.

생식세포종양은 조직학적 형태에 따라 악성도가 다양한 것이 특징입니다. 양성에 속하는 종양으로는 성숙 기형종(mature teratoma)이 있고, 배아종(germinoma), 미성숙기형종(immature teratoma)은 악성도가 낮고, 태생암종(embryonal carcinoma), 내배엽동종양/난황낭종양(endodermal sinus tumor/yolk sac tumor), 융모막암종(choriocarcinoma)은 악성도가 높습니다. 때로는 하나의 종양 안에 둘 이상의 조직형이 혼재하기도 합니다(혼합형 생식세포종양). 이러한 악성도의 차이는 수술 가능 여부, 전이의 유무와 정도, 항암치료에 대한 반응 등과 관련이 있어서 치료 및 예후에 중요한 영향을 줍니다.

생식세포종양의 진단을 위해서는 생검이 중요하지만 조직학적 검사 못지않게 중요한 것이 종양표지자검사입니다. 생식세포종양은 조직형에 따라 α-FP나 베타-인간융모성 생식선자극호르몬(β-human chorionic gonadotropin, 이하 β-HCG)과 같은 물질을 분비할 수 있어 이 물질의 혈중 농도가 증가하므로 이를 종양표지자로 이용할 수 있습니다. 배아종이나 기형종의 경우에는 두 가지 종양표지자가 모두 정상 범위를 유지하지만 태생암종의 경우에는 α-FP와 β-

HCG 수치가 모두 정상인보다 높으며, 내배엽동종양에서는 α-FP가, 융모막암종에서는 β-HCG가 상승한 경우가 많습니다. 이러한 종양표지자는 생식세포종양 외에도 여러 가지 질환(예컨대 간모세포종 또는 간세포암종)에서 상승할 수 있으므로 종양표지자만으로 생식세포종양을 진단할 수는 없으나 조직학적 진단을 뒷받침하는 자료로 쓸 수 있으며, 종양이 항암제에 반응하여 크기가 줄어드는 경우 그 농도가 감소하기 때문에 항암치료에 대한 반응 평가에도 활용할 수 있습니다. 설사 영상검사에서 종양의 크기가 커지지 않았어도 종양표지자 수치가 상승하면 종양의 재발 혹은 진행을 의심해봐야 합니다.

치료는 종양의 수술적 절제에 이어서 항암치료를 시행합니다. 시스플라틴, 카보플라틴 등 백금 계열의 항암제와 블레오마이신, 에토포시드, 빈블라스틴이 중요한 항암치료제입니다. 항암화학요법을 충분히 실시하여 종양표지자 수치가 정상이 되었음에도 불구하고 종양 크기가 줄어들지 않는다면 치료 중에 생식세포종양의 조직형이 양성인 성숙기형종(mature teratoma)으로 변했을 가능성이 있습니다. 이때는 구제화학요법을 하기 전에 2차 수술을 통해 조직형을 확인하면 불필요한 구제화학요법을 피할 수 있습니다. 영상검사나 종양표지자검사에서 재발로 진단되는 경우 파클리탁셀(paclitaxel)이나 이포스파미드 같은 약제를 사용하기도 합니다.

생식세포종양은 대체로 항암제에 대한 반응이 좋아 치료 성적이 우수하지만, 융모막암종처럼 악성도가 높은 종양은 진단 당시 이

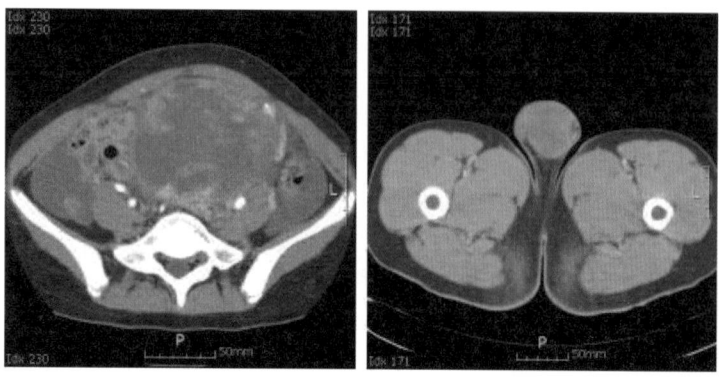

〈그림〉 난소(좌)와 고환(우)에 발생한 생식세포종양의 CT검사 소견

미 원격전이를 동반하는 수가 많고 항암제에 대한 반응이 좋지 않기도 합니다. 생식세포종양이 재발한 경우, 또는 고전적 항암화학요법에 반응하지 않고 계속 진행하는 경우에는 고용량 항암화학요법에 이은 자가 조혈모세포이식을 시행하여 양호한 결과를 얻을 수도 있습니다. 항암제 반응이 좋은 만큼 방사선치료는 일반적으로 하지 않고, 악성도가 높은 종양이나 항암치료에도 불구하고 진행 혹은 재발한 경우에만 시행합니다.

일반적으로 치료 반응이 매우 우수한 종양이므로 항암화학요법을 최소화하면서 완치에 이르게 하는 방법, 치료 종료 후 사춘기가 정상적으로 발현토록 하고 생식 능력을 보존케 하는 방법에 대한 연구가 필요합니다.

조직구 증식증

77. 랑게르한스 조직구 증식증은 몸 어디에든 생긴다지요?

　조직구 증식증이란 골수에서 유래한 단핵구-대식세포계(monocyte-macrophage system)에 속하는 조직구(組織球)라는 세포가 비정상적으로 증식하여 우리 몸의 여러 부위에 침착(沈着)되는 것을 특징으로 하는 질환군을 일컫는 말입니다. 발병 원인은 분명치 않으나 염증성 사이토카인(cytokine)이 지속적으로 생산되는 것과 관련이 있다고 추정됩니다(참고로, 대식세포란 혈액, 림프, 결합 조직에 있는 백혈구의 하나로서 둥글고 큰 한 개의 핵을 지닌 세포〔단핵구〕이며, 침입한 병원균이나 손상된 세포들을 포식하여 면역 기능 유지에 중요한 역할을 한다. 그 한 종류인 조직구는 결합 조직이나 장기 따위의 안에 정착하여 세균이나 이물질, 노폐한 세포 따위를 먹는 세포다. 그리고 '사이토카인'이란 각종 세포에서 생산되어 세포 간 신호 전달, 세포의 행동 조절, 면역반응 조절 등에 관여하는 생물학적 활성인자의 총칭이다).

　조직구 증식증은 병리학적 소견에 따라서 크게 세 가지로 분류되는데, 그중 제1군(class I)에 해당하는 것이 랑게르한스 조직구 증식증(Langerhans cell histiocytosis, 이하 LCH)입니다. 원인은 불분명하지만 사이토카인의 이상 분비로 인해 랑게르한스 세포가 비정상적으로 증식하고 조직을 침윤하여 발생한다고 알려졌습니다. 랑게르한스 세포는 우리 몸의 어느 조직에든 비정상적으로 침착되어 여러 가지 증상을 일으킬 수 있습니다. 뼈 증상이 가장 흔한데, 이는 랑게르한스 세포가 분비하는 사이토카인이 뼈의 파괴를 촉진하기 때문입니다.

　일반적으로 유전적 성향은 없다고 알려졌으나 한 가족 내 두 사람 이상에게 발생하는 사례가 소수 보고되어 있습니다. LCH를 염증성 사이토카인의 과다 분비에 대한 반응성 질환으로 볼 것인지, 아니면 종양성 질환으로 볼 것인지에 대한 논란이 분분했으나 최근에는 종양성 질환으로 간주합니다.

　흔하지는 않지만 열이나 설사, 피로감과 같은 전신 증상이 동반될 수 있으며, 이환된 뼈에서 통증을 동반하는 종괴로 발견되는 경우가 많습니다. 원발성 골종양과 달리 이환된 뼈가 두 군데 이상인 경우도 종종 있고, 가장 흔히 침범되는 뼈는 두개골입니다. 단순 X선 사진에서 두개골에 구멍이 뚫린 듯한 병변을 발견하고 진단을 하게 되는 사례가 적잖습니다. 그 외에 척추뼈나 골반뼈 등을 침범할 수도 있습니다.

50% 정도의 환아에게는 습진과 유사한 피부병변이 나타날 수 있으며, 뼈 통증이 없거나 통증을 구체적으로 호소하기 어려운 어린 연령에서는 습진이나 아토피로 오인되어 진단이 지연되기도 합니다. 폐를 침범하여 속립 결핵(miliary tuberculosis, '좁쌀 결핵' 이라고도 하며 기침 등 호흡기 경로가 아니라 혈액을 통해 전염된 결핵균이 폐 등 장기에서 좁쌀알(粟粒) 같은 작은 결절을 무수히 만드는 질환)과 유사한 사진 소견을 보이는 수도 있으며, 드물게 간비종대(肝脾腫大, 간이나 비장이 비정상적으로 커져 있는 상태), 골수 침범에 의한 혈구 수치의 이상, 림프절 비대, 안구돌출 같은 증상이 나타날 수 있습니다. 중추신경계 증상으로는 오줌이 너무 많이 나오는 요붕증이 가장 흔합니다. 요붕증은 진단 당시부터 발견되기도 하고, 치료가 종결된 뒤 후유증으로 나타나기도 하는데, 원 질환의 완치 후에도 호전되지 않고 남아 있는 수가 많습니다. 그 외에 드물지만 침범된 부위에 따라 운동 실조나 발음 장애 같은 증상을 호소하는 경우도 있고, 경화성 담관염 등의 소화기 이상을 보이는 경우도 있습니다.

LCH의 진단을 위해서는 병변의 생검(조직검사)이 필요합니다. 여타의 종양성 질환과 달리 종양의 완전 절제를 시도하기보다는 손상된 골조직을 긁어내는 생검(curettage biopsy)을 시행하는 경우가 많습니다. 확진은 조직의 면역 형광염색과 전자현미경 검사를 거친 뒤 하게 됩니다. 진단 과정에서 반드시 요붕증에 대한 검사를 해야 합니다.

치료는 침범된 장기의 종류와 개수, 병변의 개수, 기능 손상 정

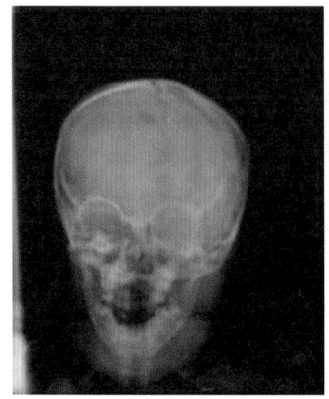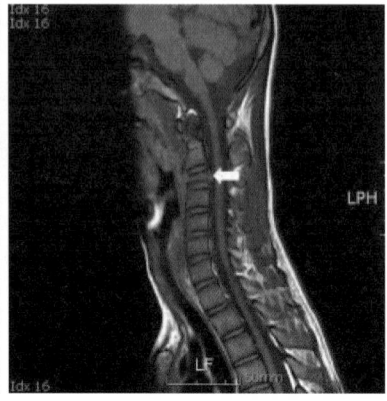

〈그림〉 랑게르한스 조직구 증식증의 방사선학적 소견
두개골의 단순 X선 촬영(좌)에서 마치 구멍이 뚫린 듯한 소견이 관찰되며, 척추 MRI 소견(우)에서 이환된 척추뼈가 얇아진 모습(화살표)이 관찰된다.

도에 따라 달라집니다. 특히 간, 폐, 비장과 골수 등을 침범하면 다른 장기를 침범한 것에 비해 예후가 불량해, 이들을 위험장기(risk organ)라고 부릅니다. 하나의 뼈 병변만 있는 경우엔 외과적으로 절제하거나 긁어내는 것만으로도 대개 치료가 되며, 재발 방지를 위해 인도메타신(indomethacin)과 같은 약제를 수개월 복용하는 수도 있습니다. 다발성 골병변인 경우, 뼈 외에 여러 장기를 침범했을 경우, 단일 골병변이라도 인도메타신 복용 중 혹은 종료 후에 재발했을 경우 등에는 항암화학요법을 시행하게 됩니다. 주로 사용되는 항암제는 스테로이드 외에 빈블라스틴, 빈크리스틴, 메토트렉사트, 에토포시드, 시클로포스파미드 등이 있으며 질환의 중증도나 치료 프로그램에 따라 다르지만 대개 6~12개월가량 항암치료를 합니다. 1차 항암치료 후 재발하는 병변에 대해서는 2-염산

데옥시아데노신(2-chlorodeoxyadenosine)이나 시타라빈 등의 약제를 쓰기도 합니다. 질환이 재활성화된 일부 환아에게는 동종 조혈모세포이식을 시행하여 좋은 결과를 얻기도 합니다.

 예후는 치료의 경우와 마찬가지로 침범 장기의 종류(위험장기 침범 여부)와 기능 장애 정도 등에 따라 다릅니다. 대개는 별다른 후유장애 없이 호전되며, 후유증이 있을 경우 가장 흔한 것은 요붕증인데, 앞서 말했듯이 일단 한번 발생한 요붕증은 원 질환의 호전과 상관없이 평생 지속되는 경우가 많습니다. 그 외에도 침범된 장기에 따라 청력 장애, 간 손상 등의 후유증이 올 수 있고 드물지만 2차암으로서 백혈병이나 림프종 등이 보고되었으므로 후유증과 합병증에 대한 지속적인 감시와 관찰이 필요합니다. 아울러 질환이 재활성화된 환아들을 효과적으로 치료할 방법의 개발 또한 필요합니다.

78. 혈구탐식성 조직구 증식증이 더 무섭다던데 맞나요?

 혈구탐식성 조직구증후군(hemophagocytic lymphohistiocytosis, 이하 HLH)은 앞 항목에서 언급한 조직구 증식증의 세 아형(亞型) 중 제2군(class II)에 해당하는 질환입니다. 랑게르한스 조직구 증식증과 마찬가지로 원인은 확실치 않으나, 체내에서 조절되지 않는 염증성 사이토카인의 분비에 의해 조직구와 대식세포 등의 탐식 세포가 과도하게 증식하여 정상 세포를 공격함으로써 발생하는 것으로

분류	질병군
제1군(Class I)	랑게르한스 조직구증
제2군(Class II)	단핵 대식세포계 조직구증 1) 혈구탐식성 조직구증식증 2) 감염연관성 혈구탐식증후군 3) 림프절 비대를 동반한 동 조직구증 4) 망상조직구종양
제3군(Class III)	악성 조직구성 질환 1) 악성 조직구증 2) 급성 단구성 박혈병 3) 조직구성 림프종

〈표〉 조직구 증식증 증후군의 유형별 분류
랑게르한스 조직구 증식증은 제1군(class I)에,
혈구탐식성 조직구 증식증은 제2군(class II)에 속한다.

알려졌습니다. 랑게르한스 조직구 증식증에 비해 발생 빈도는 낮아도 일단 발생하면 상당수가 사망에 이르는 치명적 질환입니다.

랑게르한스 조직구 증식증과 달리 모든 환아에서 전신 증상이 나타나며 발열, 간비종대, 범혈구감소증(적혈구, 백혈구, 혈소판이 모두 감소되는 상태), 중성지방 증가 등의 소견을 보입니다. 대개 원인을 알 수 없는 발열이 7일 이상 지속되는 한편 간비종대가 생기며, 혈액검사상 범혈구감소증과 함께 C-반응성 단백(CRP) 농도의 증가, 간수치의 증가, 혈액응고검사의 이상 등을 볼 수 있습니다. 이러한 증상들이 전염성 단핵구증 같은 바이러스 감염 질환에서 보이는 증상들과 유사할 뿐 아니라 HLH 발병 요인이 바로 바이러스 감염일 때도 많아서 초기 진단이 쉽지 않습니다. 대개는 후천적이지만 일부는 유전적 성향을 보이는 가족성 증후군인 경우도 있습니다. 가족성인 경우는 *PRF1*(Perforin), *UNC13D*(Munc), *STX11*(Syntaxin)

임상적 기준	1. 발열 2. 비장 비대
검사 결과 기준	3. 혈구 감소(말초혈액검사 3가지 중 2가지 이상 만족) 　1) 혈색소 < 9.0 g/dL 　2) 혈소판 < 10,000 /uL 　3) 호중구 < 1,000 /uL 4. 혈청 트리글리세리드 증가 (공복시 265 mg/dL), 　또는 혈장 피브리노겐 감소 (150 ≤mg/dL)
병리 검사 기준	5. 골수, 비장, 림프절에서 혈구포식세포 존재, 악성 질환은 배제 6. NK 세포 활성도가 낮거나 없는 경우 7. 페리틴 ≥500 ng/mL 8. 용해성 CD25(IL-2 수용체) ≥2,400 U/mL

〈표〉 혈구탐식성 조직구 증식증의 진단 기준
8가지 항목 중 5가지 이상을 만족시키면
임상적으로 혈구탐식성 조직구 증식증의 진단이 가능하다.

등과 같은 유전자의 변이가 발견되며, 후천성 HLH보다 더 어린 나이에 발병하고, 질환의 경과가 중증이며 예후가 불량합니다.

골수검사나 침범된 장기의 조직 생검에서 조직구나 대식세포가 혈구세포를 탐식한다는 사실이 드러나면 진단이 가능하지만, 그런 소견이 나오지 않는 경우도 흔하기 때문에 임상 소견과 혈액검사를 통해 진단을 내리는 수가 많습니다. 즉, 7일 이상의 발열, 비장비대, 범혈구감소증, 혈중 중성지방 수치의 증가, 혈중 피브리노겐 (fibrinogen, 혈액 응고 인자의 하나인 단백질) 수치의 감소, 혈청 페리틴 (철을 저장하는 단백, 체내 염증을 반영하기도 한다) 수치의 증가 등의 소견을 종합하여 진단하며, 이러한 기준들이 충족되지 않더라도 유전자검사에서 이상이 나타나면 진단이 가능합니다.

진단 시점부터 전신의 심한 염증 반응으로 인한 응고장애, 혈구 감소증, 다발성 장기손상이 동반되는 경우가 많으며, 이러한 반응들이 조절되지 않으면 대개 발병 1개월 이내에 출혈이나 다발성 장기 손상, 감염 등으로 사망하게 됩니다. 따라서 신속하게 진단한 후 즉시 전신적 염증 반응을 억제할 약제를 투여하면서 적절한 보조적 치료를 하는 것이 중요한데 앞서 말한 것처럼 조기 진단이 쉽지 않다는 점이 문제입니다. 치료는 염증 반응을 억제하기 위해 면역억제제인 시클로스포린(cyclosporin)을 투여하고 스테로이드와 에토포시드를 병용하는 것이 일반적입니다.

이러한 기본 약제에 대한 반응이 양호하면 예후가 좋습니다. 그러나 치료 시작 후 8주째에 시행하는 평가에서 치료 반응이 좋지 않거나, 가족성이거나, 유전자 변이가 발견된 경우, 진단 당시 중추신경계 침범이 있는 경우 등에는 예후가 불량해 조기에 동종 조혈모세포이식을 시행할 것을 추천합니다. 조혈모세포이식을 시행한 국내 다기관 연구에서 치료 관련 독성으로 인한 사망이나 이식 후의 재발이 일부 환아에서 보고되긴 했지만 전체적으로는 치료 성적이 좋았습니다.

이 질환은 아직 병태 생리가 완전히 밝혀지지 않은 치명적 중증 질환이기 때문에 의심되는 즉시 소아혈액종양 전문의의 진료가 필요합니다. 신속하고 정확한 진단이 용이하지 않은 만큼, 무엇보다도 초기에 이 질환의 가능성을 의심하는 것이 중요합니다.

조혈모세포이식

79. 조혈모세포이식은 골수이식과 다른 것입니까?

조혈모세포이식(hematopoietic stem cell transplantation)이란 항암치료와 연관된 과정으로, 간단히 말하면 '백혈병이나 기타 혈액암으로 병든 골수를 고용량의 항암제 또는 방사선으로 파괴한 후 자기 자신이나 타인의 조혈모세포를 주입(이식)하는 시술' 입니다. 과거에는 흔히 '골수(骨髓)이식' 이라고 불렸으나 이는 예전의 기술로 얻을 수 있는 조혈모세포의 공급원이 골수뿐이었기 때문에 생긴 말입니다. 의학이 발전하면서 골수 외의 장소에도 조혈모세포가 존재한다는 것을 알게 되었는데, 대표적으로 항암치료 후나 조혈성장인자(G-CSF혹은 GM-CSF, 흔히 '수치 주사' 라고 부름)를 맞은 후 일시적으로 말초(末梢)혈액에 조혈모세포가 나타나고, 또한 신생아 출산시 제대(臍帶, 탯줄) 혈액에도 조혈모세포가 존재한다는 사실이 밝혀져, 말초혈액이나 제대혈의 조혈모세포를 활용하는 기술이 상용화되었습니다. 즉 골수이식은 조혈모세포이식의 한 유형이고 그 외에도 말초혈 조혈모세포이식, 제대혈이식 등이 있으며, 이들을 이용한 이식을 통칭하여 '조혈모세포이식'이라 부릅니다. 과거에는 조혈모세포이식으로 치료하는 질환이 백혈병, 재생불량성빈혈 등으로 한정돼 있었으나 이식 기술의 발전, 조혈모세포의 공급원에 대한 지식 축적에 따라 최근에는 유전성 대사질환 등 여러 질환에서 조혈모세포이식을 시행하고 있습니다.

80. 자가 조혈모세포이식과 동종 조혈모세포이식은 어떻게 다른가요?

동종 조혈모세포이식이란 우리 몸의 대표적 조혈기관인 골수에 백혈병, 재생불량성빈혈, 골수형성이상증후군과 같은 난치성 질병이 생겼을 때 그 치료를 위해 가족의 혹은 혈연관계가 없는 타인의 조혈모세포를 이식받는 치료법입니다. 즉 비정상적인 골수를 이식 전 처치(고용량 항암치료, 전신 방사선 조사 등)를 통해 제거하고, 건강한 타인의 조혈모세포를 이식해 정상적인 조혈작용이 일어나도록 하여 백혈구, 적혈구 및 혈소판이 정상적으로 생성되고 면역세포의 기능도 회복되도록 하는 치료법입니다.

이와 달리 자가 조혈모세포이식이란, 항암화학요법 후 저하됐던 조혈 기능이 회복되는 시기에 골수의 조혈모세포가 일시적으로 말초혈액에 출현하는데, 이때 말초혈액에서 조혈모세포를 분리하여 냉동 보관해두었다가 고용량 항암치료를 시행한 후 환자에게 주입해 골수 기능을 회복시키는 시술입니다.

거의 모든 항암제는 골수 기능을 억제하는 부작용이 있기 때문에 항암제에 반응을 잘 한다 하여 무작정 많은 양의 항암제를 투여하면 생명을 위협할 수 있습니다. 따라서 통상적인 항암제 용량은 골수 기능이 스스로 회복될 수 있는 범위 안에서 결정되므로 항암 효과도 제한적일 수밖에 없습니다. 그러나 조혈모세포이식을 전제로 할 경우, 고용량의 항암제에 비교적 잘 반응하는 암을 대상으로 통상적인 용량의 약 5배까지 항암제를 투여하고, 이후 골수 기능을 회복시키기 위해 자신의 조혈모세포를 투여함으로써 항암 효과를 극대화할 수 있습니다.

동종 조혈모세포이식이 자가 조혈모세포이식과 가장 다른 점은 '인간백혈구항원(human leukocyte antigen, HLA)'의 일치 여부를 확인하는 과정이 필요하다는 것입니다. 환아의 형제라고 해서 무조건 조혈모세포를 줄 수 있는 것은 아니며, 일반 수혈에서처럼 혈액형이 일치한다고 해서 가능한 것도 아닙니다. 사람 몸에는 타인의 조직에 대해 면역 반응을 일으킬 수 있는 인간백혈구항원이라는 것이 존재하는데, 동종 조혈모세포이식에서는 이 HLA의 일치 여부가 이식 가능성에 결정적으로 중요합니다. 공여자-수혜자 사이에 HLA가 일치하지 않으면 골수이식 후에 이식편대숙주병(移植片對宿主病, graft-versus-host disease, GvHD)이나 이식편거부반응(graft

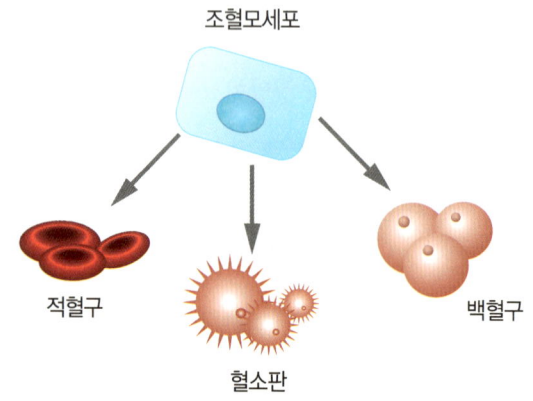

〈그림〉 조혈모세포의 기능. 모든 계열의 혈액세포로 분화할 수 있다.

rejection) 같은 심각한 면역충돌질환이 발생할 수 있습니다. 그러나 자신의 조혈모세포를 자신의 몸에 재투여하는 자가 조혈모세포이식은 당연히 HLA 일치 여부를 고려할 필요가 없습니다. 이식편대숙주병과 이식편거부반응은 뒤에서 다시 자세히 다루겠습니다.

81. 제대혈이식에 대해 좀 더 알고 싶습니다.

제대혈(臍帶血)이란 신생아 분만 후에 버려지는 태반과 탯줄에서 채취한 혈액을 말합니다. 이 제대혈 속에도 조혈모세포가 다량 함유되어 있다는 사실이 이삼십 년 전에 밝혀졌고, 이후 새로운 조혈모세포의 공급원으로 활발히 이용되고 있습니다. 100 mL의 제대혈 속에 들어 있는 조혈모세포의 양은 골수 500~1,000 mL 속에 들어 있는 것과 비슷합니다. 백혈병, 재생불량성빈혈, 유전질환 등

	제대혈이식	골수이식, 말초혈 조혈모세포이식
조직적합성항원(HLA)	6개 중 4개만 일치해도 이식 가능	6개가 모두 적합해야 한다
이식편대숙주반응	낮다	높다
이식편거부반응	높다	낮다
생착	느리다	빠르다
면역기능 재구성	느리다	빠르다
공여자의 감염성 질환의 전파	위험이 낮다	위험이 높다
공여자 부담	없음	공여자에게 신체적, 정신적 부담을 줄 수 있음
공여자 검색 비용	신속, 좁은 범위 제대혈 공급비용만 지불	시간 소요, 넓은 범위 조혈모세포공여자 관련 비용 부담

〈표〉 제대혈이식과 골수, 말초혈 조혈모세포이식의 차이

의 환아에게 제대혈의 조혈모세포를 골수이식과 같은 방법으로 넣어주는 것을 제대혈이식이라고 합니다.

82. 조혈모세포를 이식하는 과정이 궁금합니다.

1. 조혈모세포이식의 사전 준비

1) 건강보험 승인

동종 조혈모세포이식의 경우, 조직적합성항원(HLA, 인간백혈구항원)이 일치하는 공여자가 있고 의료보험의 인정 기준에 부합한다면 심의를 요청하여 승인을 받은 후 조혈모세포이식을 시행할 수 있습니다.

2) 조혈모세포 공여자의 검색

조혈모세포이식을 시행하려면 이식 전에 항암치료나 방사선치

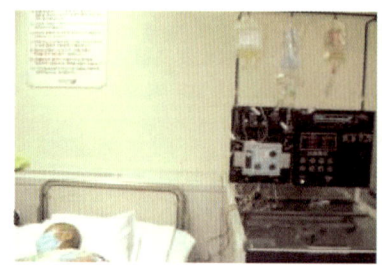 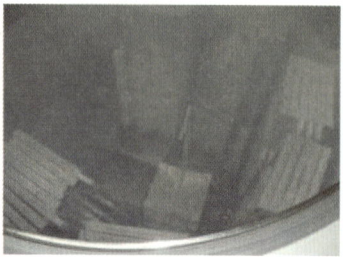

〈그림〉 자가 조혈모세포를 채집하는 모습(좌)과 질소 탱크에 냉동 보관된 자가 조혈모세포(우)

료, 수술을 통해 암세포 수를 최소로 줄여야 합니다. 이 기간에 동종 이식의 경우는 형제나 비혈연 조혈모세포 공여자 또는 제대혈 공여자 중에서 조직형이 적합한 사람을 찾아야 합니다. 자가 조혈모세포이식일 경우에는 항암제 및 조혈성장인자를 사용하여 골수의 조혈모세포를 말초혈액으로 끄집어낸 다음 백혈구 분반술(分搬術, 분리반출술)로 조혈모세포를 채집하여 액체질소 탱크에 냉동 보관합니다.

3) 이식 전 검사

이식이 성공하려면 그 과정을 견딜 수 있는 환아의 체력이 필요합니다. 따라서 아이의 질병과 전신 건강 상태를 평가하는 종합적인 검사를 시행합니다.

① 치과 검사

② 이비인후과 검사

③ 폐 기능 검사

④ 심장초음파 검사

⑤ 감염병(수두, 대상포진, 거대세포 바이러스나 엡스타인-바 바이러스〔EBV〕 감염, 결핵 등) 검사

4) 공여자 이식 전 검사(동종 조혈모세포이식의 경우)

동종 조혈모세포이식일 때만 필요한 과정으로, 공여자가 이식에 적합한지를 알기 위해 외래에서 시행하는 검사입니다. 이식을 위해 입원하기 3주 전에 하게 되며, 혈액검사와 심전도검사, 흉부 X선검사 등을 받습니다. 골수 공여자의 경우, 골수 채취 시에 필요한 자가 수혈을 위해 혈액을 채취하여 보관하기도 합니다. 이식을 준비하는 동안 공여자는 균형 있는 식사와 적당한 운동을 하며 감염에 노출되는 것을 피하고 한약 등 불필요한 투약을 삼갑니다. 감염이나 기타 질환으로 치료가 불가피할 때는 주치의와 사전에 상의해야 합니다.

5) 입원 시 준비 물품

조혈모세포이식 과정에서 상당 기간 동안 골수 기능과 면역 기능이 심하게 저하되므로 철저한 감염 관리가 필요합니다. 환아가 이식을 하는 동안 필요한 개인용품들은 안내를 받은 후 입원 5일 전에 맡기면 미리 소독하는 등 준비를 해드립니다.

2. 전처치 과정

전처치(前處置), 즉 이식전처치란 조혈모세포를 주입하기 전에 고용량 항암치료나 전신 방사선 조사를 받는 과정을 말합니다. 전처치의 목적은 앞서의 항암치료 후에도 남아 있는 암세포를 박멸하고, 이식받은 조혈모세포가 생착할 수 있는 공간을 확보하며, 환아의 몸이 공여자의 조혈모세포를 거부하지 못하도록 면역 억제를 유도하는 것입니다.

3. 조혈모세포의 채취(동종 조혈모세포이식의 경우)

공여자는 보통 조혈모세포이식 전날에 입원합니다. 골수이식일 때는 이식 당일 수술실에서 전신마취를 한 후 엎드려 있는 공여자의 양쪽 골반뼈에서 골수를 채취합니다. 채취하는 데 3시간쯤 걸리며, 채취하는 골수의 양은 환아 체중 1kg당 10~20cc 정도입니다(성인 간 이식의 경우는 약 1000~1200cc). 이렇게 얻은 골수는 환아와 공여자의 혈액형에 따른 적절한 조작을 거쳐 주입할 준비가 완료됩니다. 말초혈 조혈모세포이식의 경우는 공여자에게 마취를 시행하지 않는다는 이점이 있는데, 이식 전 4~5일 동안 조혈성장인자를 주사한 후 1~2일에 걸쳐 백혈구 분반술을 이용해 조혈모세포를 채취합니다. 백혈구 분반술에는 약 4시간이 소요됩니다.

4. 조혈모세포 주입

자가 이식이나 제대혈이식의 경우에는 액체질소 탱크에 냉동 보관되어 있는 조혈모세포를 37℃의 수조에서 빠르게 해동합니다. 동종 골수나 말초혈액 조혈모세포 혹은 해동된 자가 조혈모세포나 제대혈은 중심정맥관을 통해 수혈과 유사한 방식으로 환아에게 주입됩니다.

5. 생착

생착(生着, engraftment)이란 주입된 조혈모세포가 환아의 골수에 부착하여 성장한 후 정상적인 혈액세포를 만들어내는 것을 말합니다. 백혈구 생착에 걸리는 시간은 말초혈액 조혈모세포이식의 경우엔 이식 후 14일, 골수이식은 21일, 제대혈이식은 28일 정도입니다. 그러나 생착 기간은 주입된 세포의 수, 사용 약제, 감염 여부, 동반 질환 등에 따라 차이가 날 수 있습니다. 이식 후 3~5주가 지나면 점차 적혈구 및 혈소판의 수혈도 필요 없게 되는데, 여기에도 개인차가 있습니다.

6. 퇴원

이식 후 혈구세포 수가 어느 정도 안정되고, 영양 섭취가 가능해지고 특별한 합병증이 없으며, 주사로 주입되었던 각종 항생제, 면역억제제를 경구로 투약할 수 있게 되면 퇴원을 고려할 수 있습니다. 다만, 주입한 조혈모세포의 종류, 생착 속도, 합병증 유무 등에 따라 개인차가 많이 날 수 있습니다. 백혈구 수가 회복되었다 하더라도 그 기능은 아직 미성숙한 상태이므로 면역 기능이 충분히 회복되는 데에는 수개월이 걸릴 수 있어 각별한 주의가 필요합니다.

83. 형제간에는 항상 조직적합성항원(인간백혈구항원)이 일치하나요? 또 간이식이나 신장이식에서처럼 부모의 골수나 조혈모세포를 이식할 수는 없나요?

형제간에 조직적합성항원(인간백혈구항원)이 일치할 확률은 이론적으로 25%입니다. 이는 모든 형제가 부모로부터 각각 절반씩의 조직적합성항원을 물려받기 때문입니다. 따라서 형제라고 해서 이 항원이 일치한다고 확신할 수 없고, 이식 가능 여부는 조직적합성항원 검사를 해봐야 판단할 수 있습니다. 부모와 자식 간의 경우, 부모 양쪽에서 조직적합성항원을 각각 하나씩 물려받으므로 조직적합성항원이 일치할 확률은 50%입니다. 극소수의 경우를 제외하고 100% 일치할 가능성은 사실상 없습니다. 신장이나 간이식의 경우는 조직적합성항원 일치도가 중요하지 않아서 부모의 공여가 가능하지만 조혈모세포이식에선 조직적합성항원의 불일치가 심할수록 이식 성적이 불량해, 예전에는 부모 자식 간엔 조혈모세포이식

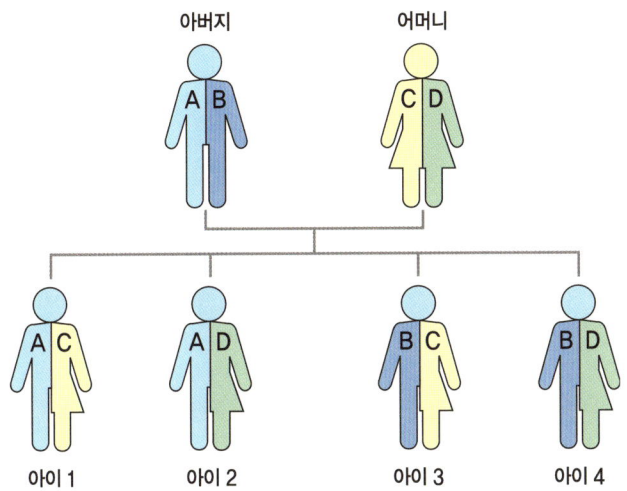

〈그림〉 자녀들은 아버지의 조직적합성항원(A/B)과 어머니의 조직적합성항원(C/D)에서 각각 절반씩을 물려받기 때문에 자녀들의 조직적합성항원형이 아버지 혹은 어머니의 것과 100% 일치할 확률은 없다. 형제나 남매들이 일치할 확률은 25%이다.

을 하지 않았습니다. 그러나 최근 다양한 이식 기법을 도입하여 각종 혈액 질환에서 부모 자식 간의 반일치 조혈모세포이식이 시행되고 있습니다.

84. 동종 조혈모세포이식을 하면 평생 면역억제제를 먹어야 하나요?

아닙니다. 간이나 신장 같은 장기를 이식받은 사람들이 평생 면역억제제를 복용해야 하는 것과 달리 조혈모세포이식의 경우에는 '면역관용(immune tolerance)'이라 해서 타인의 조혈모세포를 서서히 자신의 것으로 인지해가는 과정이 있습니다. 이 때문에 동종 조혈모세포이식을 해도 다른 고형 장기의 이식과 달리 일정 기간이 지난 후 별다른 문제가 없으면 면역억제제를 중단할 수 있습니다. 면역억제제는 6~12개월 정도 복용하지만, 이식편대숙주질환(GvHD) 등의 합병증이 있으면 그 기간이 더 길어질 수 있습니다. 자가 조혈모세포이식 시에는 물론 면역억제제가 필요 없습니다.

85. 이식편대숙주병은 거부반응과 뭐가 다르지요?

이식편대숙주병(GvHD)은 거부반응과 대립되는 개념입니다. 공여자로부터 이식된 면역세포(T-림프구)가 환자의 몸을 공격하는 면역반응을 말하기 때문입니다. 조혈모세포가 생착될 즈음부터 나타날 수 있으며, 발생 시기에 따라 급성기와 만성기로 나눌 수 있습니다. 급성기는 이식 후 100일 정도까지를, 만성기는 그 후 수년간을 말합니다. 급성기에는 주로 피부(발진), 소화기관(설사, 혈변), 간(간수치 증가, 황달) 등에 나타나고, 만성기에는 이들 외에 눈이나 폐, 생식기 등 다른 장기에도 나타날 수 있습니다. 동종 조혈모세포이식에서는 이식편대숙주병을 예방하기 위해 각종 면역억제제를 사용하지만, 그럼에도 불구하고 공여자의 종류(가족 공여자인지 비혈연 공여자인지), HLA의 일치 정도 등에 따라 다양한 빈도로 이식편대숙주병이 발생하게 됩니다. 일단 발생하면 고용량 스테로이드 등 여러 가지 면역억제요법을 이용해 치료하는데 때로는 합병증이 생기기도 합니다.

이식편대숙주병을 예방 또는 최소화하기 위해서는 조직적합성항원이 일치하는 공여자로부터 조혈모세포를 이식받고, 이식 후에는 장기간 시클로스포린, 타크로리무스 등과 같은 면역억제제를 사용하게 됩니다. 경우에 따라 공여자의 면역세포(T-세포)를 제거하기도 합니다. 그러나, 이식편대 숙주병은 환아에게 남아 있는 종양세포를 없애는 긍정적인 효과('이식편대백혈병효과' 또는 '이식편대종양효과'라고 함)도 있습니다.

한편 이식편거부반응이란 투여된 조혈모세포들이 환아의 골수에 생착되지 못하는 것을 말합니다. 골수 내 환경의 문제, HLA 불일치 등이 원인으로 제시되고 있습니다. 1차 거부반응은 투여된 조혈모세포가 아예 생착에 실패하는 상황을 말하며, 2차 거부반응은 일단 생착에 성공한 조혈모세포가 지속적으로 정착하지 못하는 경우를 말합니다. 이식편거부반응이 발생했을 때는 재이식이 필요합니다.

86. 조혈모세포이식의 부작용에 대해 설명해주십시오.

1. **감염**

백혈구가 감소해 균에 대한 저항력과 면역 기능이 떨어지기 때문에 감염이 발생할 수 있습니다. 그럴 경우 고열 외에도 감염 부위에 따라 다양한 증상이 나타납니다.

— 기침, 가래, 호흡곤란

— 목 따끔거림, 구내염(입안이 허는 증상)

— 설사, 항문 주위 통증

— 중심정맥관 삽입 부위의 통증이나 부종, 홍반

— 발진, 수포 등의 피부 변화

감염이 의심 또는 확인되는 경우에는 항생제, 항진균제, 항바이러스제 등을 이용한 약물치료를 해야 합니다. 백혈구 수치의 회복을 위해 조혈성장인자 주사를 맞기도 하며, 수치가 회복되더라도 새로운 면역체계가 자리 잡는 데는 수개월이 걸리므로 감염에 대한 예방적인 치료와 관리가 장기간 필요합니다. 퇴원 후 감염(특히 거대세포 바이러스 감염)으로 다시 입원치료를 해야 하는 수도 있습니다.

2. **출혈**

지혈 작용을 하는 혈소판의 감소로 인해 출혈의 위험성이 증가합니다. 출혈은 코나 입안 점막, 피부, 위장관계, 비뇨기계에 잘 생깁니다. 혈액검사에서 혈소판 수치가 너무 낮거나 실제 출혈 증상이 보이는 경우에는 혈소판 수혈을 통하여 출혈을 예방하거나 조절하게 됩니다. 일반적으로 혈소판이 $20,000/\mu L$ 이하로 줄면 출혈 증상이 나타나지 않았어도 수혈을 받게 됩니다.

3. 빈혈

빈혈이 있는 경우 피로, 허약감, 창백함, 호흡곤란 등을 겪게 됩니다. 혈액검사 결과 빈혈이 심한 경우에는 적혈구 수혈을 받게 됩니다.

4. 장기별 합병증

1) 신장
전처치에 사용되는 항암제로 인해 일시적 또는 영구적으로 신장 기능에 손상이 올 수 있습니다. 따라서 전처치 기간 중 수분 공급을 많이 하는 한편 섭취량과 배설량을 확인하고 혈액검사로 신장 기능을 자주 측정해야 합니다.

2) 간
전처치로 인해 간정맥폐쇄질환(hepatic sinusoidal obstruction syndrome)이 생길 수 있습니다. 즉, 간에 있는 소정맥이 손상돼 혈관이 막히면 간 내 혈액순환 장애가 발생하고, 결국 간세포가 손상됩니다. 증상으로 간 비대, 복수, 황달, 우상복부 통증, 소변량 감소, 체중 증가 등이 나타날 수 있습니다. 간정맥폐쇄질환은 일반적으로 이식 후 3주경에 발생하기 쉬우며, 발생 시 치명적인 결과를 초래할 수 있습니다.

또한 전처치에 사용되는 약제들로 인해 종종 간기능에 일시적 이상이 오기도 하는데, 이는 감염이나 이식편대숙주병, 간정맥폐쇄 질환 등과는 다르므로 신중한 감별이 필요합니다.

3) 폐

간질성 폐렴이나, 폐섬유화증 등이 발생할 수 있으며, 원인은 바이러스 감염, 전처치로 시행된 항암치료 및 방사선치료, 또는 이식편대숙주병 등입니다. 조기 발견을 위해 정기적으로 흉부 X선검사를 하고, 기침이나 호흡곤란 같은 증상이 나타나면 추가적인 검사를 해야 합니다. 치료는 발병 원인에 따라 달라집니다.

4) 심장

전처치에 사용되는 항암제 중에는 심장 기능에 악영향을 미치는 것도 있습니다. 따라서 심장 기능을 평가하는 검사를 이식 전은 물론이고 이식 후에도 정기적으로, 그리고 언제든 심장 기능 이상이 의심되는 증상이 나타나는 즉시 시행해야 합니다.

5. 이식편대숙주병

85번 문항을 참고하십시오.

6. 기타

고용량 항암치료 및 전신 방사선치료 같은 전처치에 의해 오심,

구토, 식욕부진, 구내염, 설사, 피로감, 일시적 탈모 따위의 급성 증상이 나타날 수 있습니다. 또한 장기적인 후유증으로 저신장, 불임, 2차암 등이 나타날 수 있습니다.

87. 조혈모세포이식의 성공률을 알고 싶습니다.

환아의 진단명, 진단 시기, 진행 정도, 동반된 질환, 공여자(혈연인지 비혈연인지), 공여자와 수혜자의 HLA 일치 정도, 조혈모세포의 공급원(골수인지 말초혈 조혈모세포인지, 제대혈인지 등), 전처치(前處置)의 종류 등에 따라 조혈모세포이식의 성공률은 달라집니다. 예컨대 소아의 급성골수성백혈병에서 1차 관해(재발이나 진행 없이 골수검사상 백혈병 세포가 소실되는 시기) 후 조직적합성항원이 일치하는 형제로부터 받은 조혈모세포를 이식하는 경우엔 5년 무병 생존율(5년간 원 질환의 증거 없이 생존할 확률)이 70% 정도이나, 2차 관해(질환의 재발이나 진행이 있는 환아에게 구제화학요법을 시행하여 백혈병 세포가 소실되는 시기) 후 조직적합성항원이 일치하지 않는 비혈연 조혈모세포이식을 시행한 경우의 5년 무병 생존율은 30~40%입니다.

급성림프모구백혈병에서는 조혈모세포이식을 통한 치료 성적이 이보다 낮은 편입니다. 재생불량성빈혈의 경우, 형제간 이식은 90% 이상의 높은 성공률을 보이는 데 비해 비혈연 이식은 치료 성적이 좋지 않았으나 최근 적절한 공여자의 선택, 최적의 전처치에 대한 연구를 통해 70% 이상의 치료 성적을 기대하게 되었습니다.

88. 이식 전후에는 한동안 무균실에서 생활해야 한다죠?

조혈모세포이식실은 면역 기능이 저하된 환자를 감염으로부터 보호하는 격리 병실입니다. 외부로부터 유입되는 감염 발생의 위험을 차단하기 위해 에어필터로 공기 중의 먼지나 세균을 여과하고, 식수와 음식물, 환아가 사용하는 물건들을 모두 항균처리를 하여 제공합니다. 이식실 내부를 매일 깨끗이 청소하는 것은 물론입니다. 환아는 이식 전 처치가 시작되기 전날부터 이식 후 골수기능이 회복될 때까지 조혈모세포이식실에서 지내게 됩니다.

의료진 외에 일반인의 출입은 제한되며, 의료진이나 보호자가 이식실 안으로 들어가려면 소독된 가운과 마스크, 슬리퍼를 착용해야 합니다. 하루 두 번 보호자 면회가 가능하고, 소아의 경우에는 보호자가 한 명 상주할 수 있습니다. 환자는 특수검사나 방사선치료를 받을 때 외에는 이식실 밖으로 나가는 것이 금지됩니다. 식사는 완전 멸균된 음식이 제공되며, 캔 음료 이외의 외부 음식 반입은 금지됩니다. 영양사와 식이 상담을 해서 식사와 간식 메뉴를 선택할 수 있습니다.

조혈모세포를 이식받고 면역력이 저하되어 있는 동안에는 개인 위생관리가 매우 중요합니다. 별도의 제한 요인이 없다면 샤워, 손씻기, 세수, 양치질, 가글 및 좌욕을 철저히 시행해야 합니다.

치료 종결 후의 생활과
후기 합병증 관리

89. 치료가 끝난 뒤 얼마나 더 병원에 다녀야 하나요?

계획했던 치료들을 모두 시행하고 여러 가지 검사를 통해 몸 안에서 암의 증거가 더 이상 보이지 않는다고 판단되면 치료를 종결하게 됩니다. 하지만 치료를 끝낸 후에도 재발이나 장기 후유증 발생의 위험이 남아 있기 때문에 장기간 통원하면서 정기적 진찰이나 검사를 받아야 합니다. 일반적으로 재발의 위험은 시간이 지날수록 감소합니다. 따라서 치료 종결 후 경과한 기간이 길어짐에 따라 통원 간격도 길어지게 됩니다. 치료 종결 후 5년에서 10년 동안은 추적관찰이 필요하며, 상황에 따라 이 기간이 연장될 수 있습니다.

90. 몸에 삽입한 포트나 히크만 카테터는 언제 제거합니까?

항암화학요법을 위한 포트, 이식에도 사용하는 히크만 카테터 등 환아 몸에 삽입한 중심정맥관들은 항암화학요법이나 이식이 끝나면 제거할 수 있습니다. 그러나 이후에도 얼마 동안은 수혈이나 약물 투여가 필요해질 수 있기 때문에 일반적으로 수혈이나 약물·수액 투여가 더는 필요 없다고 판단될 때 제거합니다. 어린 환아들의 경우 포트나 히크만 카테터를 제거하려면 단기 입원이 필요하나, 나이가 좀 더 든 아이나 청소년은 외래에서 제거하기도 합니다.

91. 변색된 피부나 빠진 머리가 금방 되살아날까요?

항암치료 후나 조혈모세포이식 후에 생긴 탈모의 경우 대개는 치료 종결 1~2개월 후부터 모낭이 서서히 회복하면서 머리칼이 다시 나오지만 개인차가 매우 큽니다. 또한 재생된 머리칼이 이전과는 달리 가늘고, 자라는 속도가 느린 경우도 흔하게 볼 수 있습니다. 드물지만 방사선치료로 모근이 완전히 손상된 경우에는 머리카락이 다시 나지 않기도 합니다.

피부 변색이나 건조증도 항암치료 후 회복되는 경우가 많으나 회복 시기나 정도는 개인차가 심한 편입니다.

예방접종		이식 후 시기					
		12개월	접종일 접종병원	14개월	접종일 접종병원	24개월	접종일 접종병원
DTaP (디프테리아, 파상풍, 백일해)	7세 미만	DTaP 1차		DTaP 2차		DTaP 3차	
	7세 이상	Tdap 1차		Tdap 2차		Tdap 3차	
IPV (소아마비)		IPV 1차		IPV 2차		IPV 3차	
Hib (뇌수막염)		Hib 1차		Hib 2차		Hib 3차	
Pnuemococcus (폐구균)		PCV13 1차		PCV13 2차		PPV23 3차	
HBV (B형 간염)		HBV 1차		HBV 2차		HBV 3차	
HAV (A형 간염)		HAV 1차		이식 후 18개월			
				HAV 2차			
MMR (홍역, 볼거리, 풍진)		이식 후 24개월		1차 후 6~12개월			
		MMR 1차		MMR 2차			
Influenza (독감)		이식 후 6개월이 지난 시점부터 매 9~11월에 접종 (9세 미만은 첫해 접종 시 4주 간격으로 2회 접종, 이후 매년 1회)					

〈표〉 조혈모세포이식 후 예방접종표의 예

92. 항암치료 종료 후 얼마나 지나야 예방접종을 받을 수 있지요?

항암치료가 끝나고 6개월쯤 지나 면역력이 회복되면 예방접종을 해도 됩니다. 이 경우, 치료 전에 시작만 하고 완료하지 못한 예방접종이 있다면 나머지 접종만 받는 것이 일반적입니다. 그러나 조혈모세포를 이식받은 사람은 다릅니다. 이전에 한 것은 무시하고 처음부터 다시 접종을 시작해야 합니다. 대개 조혈모세포이식 후 12개월이 경과한 시점에서 시작하며, 환아의 상태에 따라 더 늦춰지거나 당겨지기도 합니다. 대개 '조혈모세포이식 후 예방접종 지침'에 따라 진행하게 됩니다. 이식 후의 관리는 매우 중요한 일이므로 반드시 담당 의사 선생님과 상의하여 접종 스케줄을 잡으십시오.

93. 어렸을 때 암 치료를 받으면 성장과 발달이 저해되진 않을까요?

일반적으로 아이들의 발달은 여러 단계를 밟습니다. 그리고 소아암 치료를 받는 아이들은 나이, 질병의 종류와 상태, 치료 방법, 성격, 가족이나 주변 환경의 지지 정도 등 여러 요인에 따라 성장에 영향을 받게 됩니다. 일부 아이들은 퇴행 현상을 보이거나 지나치게 예민한 반응으로 부모들을 걱정시키기도 합니다. 중요한 것은 아이의 반응이나 행동을 그저 '치료받기 때문에 나타나는 현상'으로 가볍게 넘기지 않고 그것이 정상적 범주와 범위에 속하는지를 판단하는 일입니다. 경우에 따라서는 전문가와 상담할 필요도 있습니다.

항암화학요법, 방사선치료, 수술, 조혈모세포이식 등이 모두 성장에 영향을 줄 수 있습니다. 치료 중에, 또는 치료가 끝난 후에 나타나는 성장 장애는 소아암 환아의 30~70%가 겪는 합병증으로, 성장판 손상, 성호르몬 결핍, 성장호르몬 결핍, 영양 부족 등 여러 가지 원인에서 오는 것입니다. 일반적으로 남아에게 더 많고, 방사선치료를 받은 경우, 진단 시 나이가 어릴수록, 다른 호르몬의 결핍이 동반될수록 더 흔히 발생합니다.

따라서 치료를 할 때부터 지속적으로 환아의 성장 속도를 관찰해야 합니다. 이 속도가 둔화됐다면 성장 장애의 원인을 밝히기 위한 검사가 필요할 수도 있습니다. 그러나 모든 환아가 성장 장애를 겪는 것은 아니며, 치료가 끝난 후 적절한 영양 섭취와 운동을 하면서 이른바 '따라잡기 성장(catch-up growth)'에 성공한 경우도 많습니다. 설사 성장호르몬 결핍증이 발생한 경우라도 치료를 마친 뒤 호르몬 보충요법으로 성장이 촉진될 수 있으므로, 치료 중과 치료 종결 후에 환아의 성장 속도 및 현재 키에 대해 지속적인 관심을 가지는 것이 무엇보다 중요합니다.

94. 아이가 또래들과 달리 생리나 변성 같은 사춘기 징후를 보이지 않아서 걱정입니다.

사춘기의 징후는 여아의 경우 가슴이 커지는 것(한국 평균 만 10.3세)으로, 남아의 경우 고환이 커지는 것(한국 평균 만 12.7세)으로 시작됩니다.

약물치료, 방사선치료, 조혈모세포이식 등이 정상적인 사춘기 발달에 영향을 줄 수 있습니다. 사춘기가 오히려 이르게 시작되는 성조숙증(여자 8세, 남자 9세 전에 사춘기 징후가 나타나는 것)이 올 수도 있고, 사춘기는 또래와 같이 정상적으로 시작했지만 지나치게 빨리 진행될 수도 있으며, 사춘기가 지연되거나(여자 13세, 남자 15세까지 사춘기의 징후가 보이지 않는 것) 아예 오지 않기도 하는 등 다양한 문제가 생길 수 있습니다. 따라서 사춘기가 시작하기 전부터 완전히 끝날 때까지 최소한 6개월에서 1년 간격으로 검진을 통해 사춘기 진행 여부를 확인하는 일이 중요합니다.

성조숙증은 뇌종양 자체의 동반 증상일 수도 있으나 그로 인해 수술 및 방사선치료를 받은 경우에도 올 수 있습니다. 사춘기 지연은 남자보다 여자에게 많으며, 전신 방사선 조사나 고환, 골반 부위의 방사선치료를 받은 경우, 조혈모세포이식이나 시클로포스파미드, 부설판(busulfan) 등의 약제를 사용한 경우에 많이 발생합니다. 또한 치료 후에 생기는 일시적인 시상하부 기능저하나 갑상선 기능저하증도 사춘기 지연의 원인이 될 수 있습니다. 성조숙증이나 사춘기 지연이 의심되면 소아내분비 전문의와 상담하여 필요한 검사를 하고 치료 여부를 결정해야 합니다.

95. 어렸을 때의 암 치료가 나중에 아이를 갖는 데 지장을 주진 않나요?

일반적으로 소아암 생존자는 일반인에 비해 불임, 유산, 조산 및 저체중아 출산율이 높은 것으로 알려져 있습니다. 모든 환자가 그런 것은 아니고, 어떤 암으로 무슨 치료를 받았는지가 중요합니다.

여성은 난소에 독성이 있는 항암제를 사용한 경우 불임이나 조기폐경이 올 수 있으며, 항암제의 용량이 많거나 치료 시작 시기가 사춘기 이후일 때 그러한 위험이 더 커집니다. 또한 고용량의 방사선을 난소 등 생식에 관여하는 기관에 받은 경우에도 불임이나 조기폐경이 나타날 확률이 높아집니다. 방사선은 자궁에 혈류를 공급하는 혈관이나 자궁내막에 변화를 초래하여 조산이나 유착태반(태반이 자궁벽에 비정상적으로 붙어 있는 상태) 등의 임신 합병증을 일으키기도 하는 것으로 알려졌습니다.

남성의 경우에도 고환에 독성이 있는 고용량의 항암제를 사용하면 불임이 올 수 있습니다. 여성과 달리 남성은 사춘기 이전의 생식세포가 항암제 독성에 더 취약하기 때문에 어린 나이에 항암치료를 받으면 불임이 될 확률이 더 높아집니다. 또한 정자는 방사선에 의해 매우 쉽게 손상되므로 고용량의 방사선은 영구적인 손상을 초래할 수 있습니다. 정자 생성이 암 치료 이전 수준으로 돌아가기 위해서는 10~24개월 혹은 그 이상이 소요되며, 추후 정자의 구조와 수의 이상, 염색체 이상 등이 발생할 확률도 높아집니다.

그러나 소아암 생존자의 자녀들에서 선천성 기형이 더 많이 발생한다거나 추후 암이 생길 가능성이 더 높지는 않다고 보고되고 있습니다. 이런 가운데 소아암 환자들의 불임을 예방 또는 해결하기 위한 많은 방법이 제시되고 있습니다. 그중 하나는 치료를 시작하기 전에 생식세포를 채취해 보관해놓는 것입니다. 남성의 경우 정자은행에 정자를 보관하는 방법이 가장 효과적이고 여성의 경우 난자를 채취하여 보관하는데(둘 다 냉동 보관), 현실적으로 소아 연령에서는 난자 채취에 어려운 점이 있습니다. 널리 쓰이는 방법으로 사춘기 연령의 여아에게 항암치료 중 또는 치료 종결 후에 일정 기간 생식선 자극호르몬 유도체(GnRH agonist)를 사용하는 방법이 있으며, 이 방법을 통해 생식능력 보전과 월경 조절 등에 도움을 받을 수 있다고 알려졌습니다.

치료 시작 전부터 이러한 문제에 관심을 갖고 의료진과 충분히 상의하는 것이 좋습니다. 또한 치료가 끝난 후에도 조기폐경이나 정자 생성에 문제가 없는지를 염두에 두고 추적관찰을 하면서 적절한 시기에 필요한 진료를 받아야 합니다.

96. 치료 후 피해야 할 음식, 해야 할 운동 등을 알려주세요. 건강식품은 괜찮은가요?

치료 종결 후 각종 수치가 회복되고 일상생활로 돌아가면 특별히 먹지 말아야 할 음식은 없습니다. 하지만 치료 중에 잘 먹지 못했다고 해서 높은 칼로리의 음식(인스턴트 식품, 단 음료, 고지방 음식 등)을 마구 먹는 것은 바람직하지 않습니다. 치료를 마친 소아암 생존자들에게서 여러 요인들로 인해 비만, 고지혈증, 대사증후군(metabolic syndrome) 등이 발생할 확률이 높다고 알려져 있으므로 치료 후에도 음식을 골고루 적당한 양으로 먹는 것이 매우 중요합니다. 또한 치료가 끝나면 비타민이나 홍삼 등의 건강식품을 먹어서 체력과 면역력을 보충하려는 분들이 많은데, 가급적 담당 의사와 상의한 후에 복용하십시오.

소아암 환자들은 수술이나 방사선치료의 후유증으로 당장 활동을 자유롭게 하기가 어려운 경우가 많습니다. 그래서 치료가 끝난 후에도 운동을 안 하고 잘 움직이지도 않는데, 이는 비만으로 이어질 수 있습니다. 체력이 어느 정도 회복되면 걷기나 스트레칭 같은 가벼운 운동을 시작하십시오.

97. 복학한 아이가 학교생활을 힘들어하는데 어떡하지요?

소아암으로 치료받은 아동이 성공적으로 학교에 복귀하고 적응해 나가도록 하기 위해서는 학교생활에서 아동이 가장 힘들어하는 부분이 무엇인지를 부모가 파악하고 충분히 이해하며 함께 풀어가는 노력을 해야 합니다. 예를 들어 아동의 문제가 또래 친구들이나 담임선생님과의 관계에서 발생하는 것인지, 혹은 학습과 관련한 어려움 때문인지를 정확히 이해하여 문제의 해결을 도와주십시오. 아울러 선생님과 친구들의 지지가 아동에게 큰 힘이 됩니다.

암에 걸린 사실을 친구들에게 말하는 일에 대해 아이가 고민하는 경우도 있습니다. 그 고민이 친구들의 반응에 대한 두려움 때문인지, 친구들에게 그 얘기를 하는 것 자체가 싫어서인지, 아니면 아이 스스로 질병을 받아들이지 못해서인지 등을 파악해보시기 바랍니다. 아이 스스로 친구에게 자신의 상황을 이야기하고 그 병에 대해 오해하지 않도록 적극적으로 설명하는 것이 가장 좋은 방법입니다. 하지만 이에 어려움을 느끼고 누군가가 대신 말해주기를 원한다면 도와줄 수 있는 사람(부모님, 선생님, 사회복지사, 의료진 등)을 찾아도 좋습니다. 친구들은 잘못된 정보를 받아들여 아픈 아이에게 상처를 주는 수가 많습니다. 그래서 한국백혈병어린이재단과 같은 기관에서는 급우들이 질병을 바로 이해하고 치료 중인 아이를 이해할 수 있도록 학교를 직접 방문하여 교육하는 '학교 속으로 Go! Go!'라는 프로그램과 함께 소아암교실 홈페이지(www.kclf2.org)도 운영하고 있으니 이를 활용해도 좋겠습니다.

   소아암 아동이 학교에 돌아가 적응하는 데 성공하기 위해서는 힘든 치료를 잘 이겨내고 있는 자신에 대해 자부심과 자신감을 갖도록 하는 일 또한 중요합니다. 이런 마음가짐이 있으면 다른 친구들에게 적극적으로 다가가려고 노력하기가 쉬워집니다. 그랬을 때 친구들 역시 소아암 아동에 대해 긍정적인 관심과 태도를 가지게 됩니다. 여기서 무엇보다 중요한 것은 아동에 대한 부모님의 관심이 이 모든 일의 밑바탕이 되어야 한다는 점입니다. 항상 따뜻한 지지와 관심으로 아이의 학교생활을 격려해주시기 바랍니다.

98. 항암치료나 방사선치료는 장기적인 부작용이나 후유증이 많다면서요?

항암치료나 방사선치료 후 많게는 환자의 3분의 2가 한 가지 이

	원인	장기 후유증	위험인자	추적관찰 지침
신경인지 기능	뇌 방사선치료 척수강내 항암제 투여	신경인지 기능장애	치료 시작시 3세 미만인 경우, 과거력이나 가족력에 학습장애나 주의력 결핍 장애가 있는 경우, 여자, 천막상 종양	매년 발달평가 필요시 신경정신과 전문의에게 의뢰하여 인지기능 평가
시각	스테로이드, 부설판, 방사선조사	백내장 녹내장 안구건조증	방사선 조사량이 많은 경우, 만성 이식편대 숙주반응이 있는 경우	매년 안과 검진, 시력 측정
청각	백금 계열의 항암제 (시스플라틴, 카보플라틴), 방사선조사	난청 이명 현훈 (어지럼증)	치료 시작시 4세 미만인 경우, 다른 이독성 약제와 같이 사용한 경우, 항암제 누적용량이나 방사선 조사량이 많은 경우	청력검사
심장기능	심독성이 있는 항암제 (아드리아마이신, 도노루비신, 이다루비신), 방사선조사	심근병 부정맥 심장기능 약화 심부전 관상동맥질환	비만, 선천성 심장병이 있는 경우, 흡연, 치료시 5세 미만이었던 경우, 항암제 누적용량과 방사선량이 많은 경우	매년 진찰, 심전도 및 심초음파 검사
폐기능	블레오마이신, 부설판, 카무스틴, 방사선조사	폐섬유화, 간질성폐렴, 제한형 또는 폐쇄성 폐질환	항암제 누적용량과 방사선량이 많은 경우, 치료시 나이가 어린 경우, 고용량 산소흡입, 흡연	매년 진찰 전신마취 전 또는 필요시 폐기능 검사
간기능	메소트렉세이트, 6-메르캅토퓨린, 6-치오구아닌, 방사선 조사	간기능 이상, 간정맥폐쇄질환, 간섬유화, 간경변	만성 간염이 있었던 경우	매년 진찰, 필요에 따라 간기능 검사
내분비기능	방사선조사	갑상샘기능저하증, 갑상샘기능항진증, 갑상샘결절, 성장호르몬 결핍증, 부신피질호르몬 결핍증, 중추성 요붕증, 고프로락틴혈증	치료 전 나이가 어렸던 경우, 방사선 조사량이 많은 경우, 뇌하수체 주변에 뇌수술을 받았던 경우	매년 갑상선 진찰 및 성장속도, 사춘기 진행 정도 평가, 매년 갑상선 기능 검사, 필요시 내분비 기능 검사
신장기능	시클로포스파미드, 이포스파미드, 시스플라틴, 카보플라틴, 메토트렉세이트, 방사선조사	출혈성 방광염, 방광섬유화, 기능성 배뇨장애, 방광암, 세뇨관병증, 단백뇨, 혈뇨, 신부전, 고혈압	다른 신독성 약제와 병용시, 신장절제술을 시행받은 경우, 항암제 누적용량과 방사선 조사량이 많은 경우, 치료시 나이가 어린 경우	매년 진찰, 혈압 측정, 소변검사, 필요시 신기능 검사
생식샘기능	알킬화제, 생식샘 제거수술을 받은 경우, 방사선조사	생식샘기능저하증, 성기능 부전, 불임, 조기폐경	항암제 누적용량과 방사선 조사량이 많은 경우, 남자	매년 진찰, 사춘기 진행 정도와 성기능 평가, 필요시 성호르몬 검사, 필요시 생식의학 전문의와 상담
치과	모든 항암제, 조혈모세포이식, 방사선조사	치아의 에나멜, 구조적 이상, 충치 발생 증가	치료시 나이가 5세 미만이었던 경우	매 6개월마다 치과 검진
근골격계	스테로이드, 메토트렉세이트, 방사선치료, 운동부족, 생식샘기능저하증, 사지절단 또는 사지구제술	골다공증, 무혈성괴사, 근골격계 성장장애		매년 진찰, 급성장기에는 6개월마다 진찰, 필요시 골밀도 검사 및 정형외과 진찰

〈표〉 소아암 치료 후 흔히 발생하는 부작용 및 추적관찰 지침

상의 장기적인 부작용을 겪게 되고, 그들 중 약 절반에서는 자칫 생명을 위협할지도 모를 심각한 문제가 발생할 수도 있습니다. 흔히 나타나는 부작용으로는 신경인지 장애, 정신심리 문제, 심폐기능 장애, 내분비 장애, 근골격계 장애, 불임 및 2차암 등이 있습니다. 이러한 부작용들은 장기적으로 삶의 질이나 취업, 결혼 등에 부정적 영향을 주기 때문에 조기에 발견해 치료하거나 관리해야 합니다.

99. 암 환자들은 누구나 2차암 걱정을 하던데, 어떤 건가요?

2차암이란 소아암에 걸렸다가 완치 판정을 받은 환자에게 수년에서 수십 년 뒤 다른 암이 발생하는 것을 의미합니다. 이는 원발 종양과는 다른 종류의 암이며, 이 점에서 원발 종양의 재발과는 구별됩니다. 2차암의 발생 위험은 사용한 항암제의 종류와 누적 용량, 방사선치료의 조사량과 범위 및 부위 등 치료 관련 요인 외에 Rb 유전자나 p53 유전자의 변이 등과 같이 환자 본인이 지닌 유전적 이상과도 연관됩니다. 그 외에 원발 종양의 종류 또한 중요한데, 특히 호지킨병이나 유잉육종 등은 2차암의 발생 위험이 높다고 알려졌습니다.

소아암 치료를 받고 장기 생존한 환아들을 대상으로 한 연구에서는 암 진단 후 20년이 지났을 때 2차암이 생길 누적 확률이 3~12%에 달하는 것으로 나타났습니다. 대표적인 2차암으로는 유방암,

뇌수막종, 갑상샘암, 연부조직 육종, 급성골수성백혈병 및 골수형성이상증후군, 피부암 등이 있습니다.

소아암은 치료 기술의 발달로 생존율이 지속적으로 높아지고 있으며 고용량 항암화학요법을 받는 경우도 늘어나고 있는데, 이에 따라 2차암의 발생률도 증가할 가능성이 큽니다. 그런 만큼 치료가 끝난 후에도 '장기추적클리닉'(다음 항목 참조)을 정기적으로 방문해 2차암 발생 여부를 확인해야 합니다. 정기적인 진찰 외에도, 과거에 에토포시드와 같은 약제를 고용량으로 사용한 적이 있다면 정기적으로 혈액검사를 받아야 하고, 경부의 방사선치료력(歷)이 있는 환자는 갑상샘 종양에 대한 정기 검진을 받아야 하며, 흉부에 고용량의 방사선치료력이 있는 환자는 지속적인 자가 검진과 함께 필요시 유방 초음파 혹은 유방 MRI검사를 받는 것이 좋습니다.

통상적으로 소아암 완치자들은 자신이 암을 이기고 살아남은 사람이라고 생각하기 때문에 성인에게 잘 생기는 각종 암에 대한 정기 검진을 일반인에 비해 소홀히 하는 경향이 있습니다. 그러나 방금 설명했듯이 소아암 치료를 마친 장기 생존자들은 일반인에 비해 더욱 철저하게 암 예방검진을 받아야 합니다. 2차암이 발생할 경우 예전 소아암 치료 과정에서 이미 많은 치료 관련 독성이 누적돼 있어 치료에 제한을 받는 수가 많고, 따라서 예후가 상대적으로 불량하기가 쉽습니다. 그만큼 소아암 완치 생존자의 2차암 조기 발견이 중요하다 하겠습니다.

100. 치료가 끝난 아이들을 위한 프로그램은 없나요? 장기추적 클리닉에선 무엇을 하나요?

소아청소년 장기추적클리닉은 치료가 끝난 후 발생할 수 있는 다양한 신체적, 사회적, 정신적 문제들을 해결하여 삶의 질을 높이는 데 목적이 있습니다. 환아와 보호자들은 장기추적클리닉을 통해 치료 종결 후의 일상생활, 식습관, 건강관리 등에 대해 궁금한 점과 주의해야 할 점을 교육받고, 다양한 분야의 전문 의료진들로부터 조언을 들을 수 있습니다.

장기추적클리닉의 의료진은 소아청소년과의 혈액종양 전문의 및 내분비 전문의, 소아청소년정신과 전문의, 재활의학과 전문의, 임상심리사, 종양 전문 간호사, 연구간호사, 사회복지사 등으로 구성되어 있습니다. 치료가 끝난 소아청소년 생존자가 장기추적클리닉에 등록하면 방문 전에 의료진들이 개개인의 치료 과정을 검토하고 그에 따른 합병증을 예측하여 필요한 검사와 상담의 예약을 하게 됩니다. 검사 결과에 따라 상담 및 추후 계획이 수립되어 치료 후에 나타날 수 있는 여러 가지 후기 합병증이나 일상생활에서 겪을 수 있는 건강 문제들에 대해 체계적인 관리를 받을 수 있도록 해줍니다.

부록

소아암 관련 주요 사이트들

1. 국내 학회
대한소아과학회 http://www.pediatrics.or.kr
대한소아혈액종양학회 http://www.kspho.or.kr
대한소아뇌종양학회 http://www.kspno.or.kr
대한뇌종양학회 http://www.braintumor.or.kr
대한소아신경학회 http://www.kspn.or.kr
대한암학회 http://www.cancer.or.kr
대한혈액학회 http://www.hematology.or.kr
대한조혈모세포이식학회 http://www.bmt.or.kr
대한조혈모세포이식간호사회 http://www.bmtnurse.org
대한수혈학회 http://www.transfusion.or.kr

2. 국제 학회, 국제협회
American Brain Tumor Association http://www.abta.org
American Cancer Society http://www.cancer.org
American Society of Clinical Oncology http://www. asco.org
American Society of Hematology http://www.hematology. org
American Society of Pediatric Hematology/Oncology http://www.aspho.org
American Society of Preventive Oncology http://www. aspo.org
American Society for Blood and Marrow Transplantation http://www.asbmt.org
Aplastic Anemia & MDS International Foundation, Inc. http://www. aamds.org
Asian Society for Neuro-Oncology http://www.asn-o.com
European Hematology Association http://www.ehaweb. org
International Symposium on Pediatric Neuro-Oncology http://www.ispno.com
Pediatric Brain Tumor Consortium http://www.pbtc.org

Society for Neuro-oncology http://www.soc-neuro-onc.org
Pediatric Low Grade Astrocytoma Foundation http://www.fightplga.org
European Society for Therapeutic Radiology and Oncology http://www.estro.be
Brain Tumor Action Network http://www.btan.org
Children's Oncology Group http://www.childrensoncologygroup.org/index.php
Cure Search for Children's Cancer http://www.curesearch.org/
International Society of Paediatric Oncology http://www.siop-online.org/
National Cancer Institute http://www.cancer.gov/
National Marrow Donor Program http://www.marrow.org

3. 유관 기관
한국조혈모세포은행협회 http://www.kmdp.or.kr
대한의료사회복지사협회 http://www.kamsw.or.kr/
가톨릭조혈모세포은행 http://www.chscb.org
사랑의 리퀘스트 http://www.kbs.co.kr/1tv/sisa/loverequest/
한국백혈병소아암협회 http://www.soaam.or.kr
한국복지재단 (어린이재단) http://www.childfund.or.kr
한국백혈병어린이재단 http://www.kclf.org
한국혈액암협회 http://www.bloodcancer.or.kr
한국백혈병환우회 http://www.hamggae.net
한국희귀난치성질환연합회 http://www.kord.or.kr
생명나눔실천본부 http://www.lisa.or.kr
한국소아암재단 http://www.angelc.or.kr

4. 행정 지원 관련 사이트
보건복지부 http://www.mohw.go.kr/index.jsp
식품의약품안전청 http://www.kfda.go.kr
국립암센터 http://www.ncc.re.kr
국가암정보센터 http://www.cancer.go.kr

소아암 100문100답 • 지은이 소개

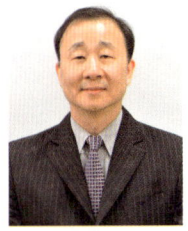

박병규
소아혈액종양 세부전문의
서울의대, 의학박사
現 국립암센터 소아암센터장

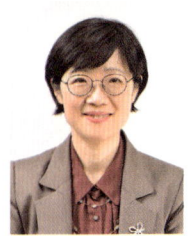

박현진
소아혈액종양 세부전문의
서울의대, 의학박사
現 국립암센터 소아암센터 전문의

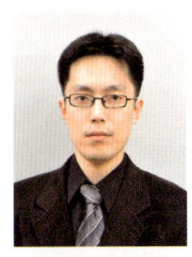

윤종형
소아혈액종양 세부전문의
서울의대, 의학석사
現 국립암센터 소아암센터 전문의

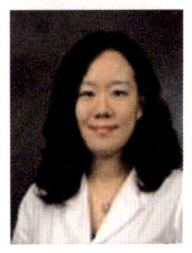

김수진
소아신장 세부전문의
연세원주의대, 의학석사
現 명지병원 소아청소년과 전문의

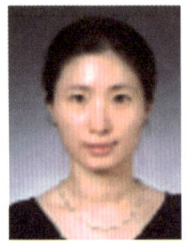

박미림

소아혈액종양 세부전문의
중앙의대, 의학석사
現 충북의대 소아청소년과 조교수

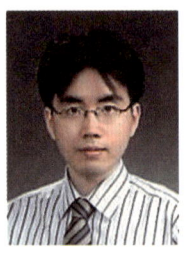

안요한

소아청소년과 전문의
경희의대
現 국립암센터 소아암센터 전문의

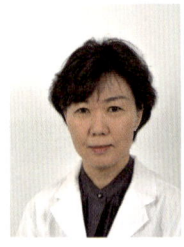

김주영

방사선종양학과 전문의
고려의대, 의학박사
現 국립암센터 양성자치료센터장

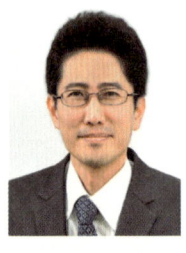

정승현

재활의학과 전문의
서울의대, 의학박사
現 국립암센터 재활의학클리닉 전문의

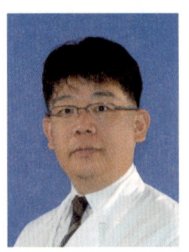

신상훈

신경외과 전문의
서울의대
現 국립암센터 소아암센터 전문의
現 국립암센터 뇌척수종양클리닉 전문의

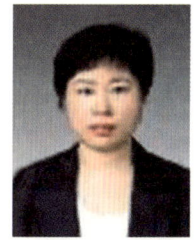

백선화
現 국립암센터 소아암센터 수간호사

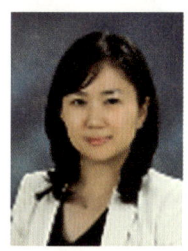

전종인
現 국립암센터 소아암센터 종양전문간호사
미국 Oncology Certified Nurse

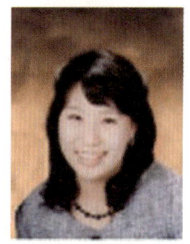

유은승
임상심리사
現 국립암센터 정신건강클리닉 임상심리실

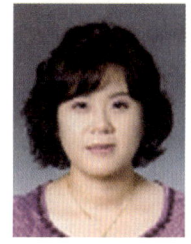

이광미
現 국립암센터 조혈모세포이식실 수간호사

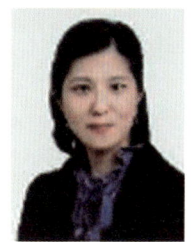

안진영
現 국립암센터 조혈모세포이식실 이식코디네이터

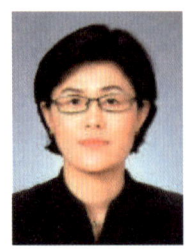

위경애

서울대 식품영양학과, 보건학박사
現 국립암센터 임상영양실장

소아암 100문100답

초판 1쇄 인쇄	2013년 6월 10일
초판 1쇄 발행	2013년 6월 17일
지은이	소아암센터
펴낸이	이진수
펴낸곳	국립암센터
등록일자	2000년 7월 15일
등록번호	일산 제 116호
주소	경기도 고양시 일산동구 일산로 323번지
출판	031)920-0808
관리	031)920-1375
팩스	031)920-1959
대표전화	15888-110
국가암정보센터	1577-8899
진료예약	031)920-1000
암예방검진센터	031)920-1212
홈페이지	www.ncc.re.kr

ISBN 978-89-92864-19-0   03510

잘못된 책은 구입하신 곳에서 바꿔드립니다.